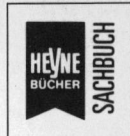

O. Carl Simonton

Prinzip Mut

Die Aktivierung der Selbstheilungskräfte bei Krebs

Herausgegeben von Anita Bachmann

Originalausgabe

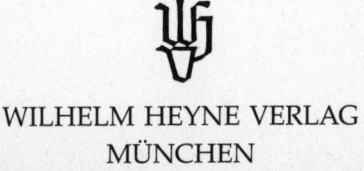

WILHELM HEYNE VERLAG
MÜNCHEN

HEYNE SACHBUCH
Nr. 19/63

Aus dem Amerikanischen von Anita Bachmann
Redaktion: Martina Reigl

Die Visualisierungs- und Entspannungsübung auf den S. 67 ff. sind mit
freundlicher Genehmigung des Rowohlts Verlags dem Buch O. Carl Simonton,
Stephanie Matthews, James Creighton: Wieder gesund werden,
Hamburg 1982, entnommen.

Umschlaggestaltung: Atelier Adolf Bachmann, Reischach
Satz: Fotosatz Völkl, Germering
Druck und Verarbeitung: Presse-Druck Augsburg

ISBN 3-453-03733-2

INHALT

VORWORT

O. Carl Simonton, Radiologe und Schulmediziner, hat eine radikale Pionierleistung vollbracht,
als er sein Programm zur Aktivierung der Selbstheilungskräfte bei Krebspatienten entwickelte und 1978
(Deutsch 1982 bei Rowohlt) zusammen mit seiner Ex-
Frau Stephanie Matthews-Simonton und James
Creighton in dem Buch »Wieder gesund werden« veröffentlichte. Zum ersten Mal hatten Patienten, Angehörige und Therapeuten ein praktisches Programm
mit Übungen an der Hand, das ihnen dabei helfen
sollte, die Einstellung zur Krankheit zu verändern,
das Immunsystem zu stärken und sich mit dem
Schmerz, mit der Angst und mit dem Tod auseinanderzusetzen. Ziel des Programms ist es, das Leben so
umzugestalten, daß der Kranke gesund werden
kann. Dieser Denkansatz bedeutet sowohl für den behandelnden Arzt als auch für den Patienten ein radi-
kales Umdenken. Die Schulmedizin kann nicht mehr
länger den Anspruch erheben, »Menschen gesund
zu machen«. Genausowenig kann der Patient davon
ausgehen, daß er seinen Körper nur einem Arzt anzuvertrauen braucht, damit ihn dieser »wieder gesund
mache«.

Es ist hinlänglich bekannt, daß Tumore durch chirurgische Eingriffe, Strahlen- und Chemotherapie be-
seitigt werden können. Wenn, wie Wolf Büntig behauptet, »bald jeder dritte Mensch seinen Krebs erleiden wird« und »das Verschwinden von Tumoren
nicht die Heilung (ist), sondern erst die allmähliche
und radikale Umstellung auf ein dem eigenen Wesen

gemäßes Leben«, so ist es verständlich, daß sich heute die Krebsforschungszentren und Krebshilfeorganisationen zunehmend mit den psychosozialen Faktoren bei Krebs auseinandersetzen.

Das vorliegende Buch basiert auf einem ausführlichen Interview mit Carl Simonton, der in diesen Gesprächen auf seine eigene Entwicklung und auf Veränderungen in seiner Arbeit eingegangen ist. Es kann nicht den Anspruch erheben, ein Nachfolgeband zu dem schon erwähnten Handbuch »Wieder gesund werden« zu sein. Es bietet aber dem Leser – ob Betroffener, Angehöriger oder »Gesunder« – einen klaren Eindruck von der grundlegenden Bedeutung der Lebenseinstellung und, wie es Wolf Büntig auszudrükken pflegt, des »Selbstgefühls« des Menschen in bezug auf Gesundheit und Krankheit. Ferner erfährt der Leser von seinen Möglichkeiten, die Krankheit, das Leben und auch den Tod in einem anderen, gesünderen Licht als bisher zu sehen.

Carl Simonton lebt und arbeitet in Kalifornien, wo die Entwicklungen in allen Bereichen, in denen eine ganzheitliche Sicht der Welt zum Ausdruck kommt, um einige Jahre weiter sind. Deshalb ist das Kapitel im Anschluß an den Text des Simonton-Interviews, in dem sich Frau Karin Fürsich vom Regenbogenzentrum über ihre Arbeit und über die Verhältnisse in der Bundesrepublik äußert, von besonderem Interesse. Daraus wird erklärlich, warum diese Art von Arbeit bislang vernachlässigt worden ist. Sie zeichnet auf, wie sich ihrer Meinung nach die Arbeit mit Schwerkranken und auch mit Sterbenden entwickeln könnte und sollte.

Als Herausgeberin ist es mir ein Anliegen, einen Beitrag in diesem Sinne zu leisten. Ich gehe davon aus, daß das vorliegende Buch sowohl von kranken Menschen selbst, wie auch von Angehörigen und Freunden von Kranken gelesen werden wird. Viele wissen nicht, daß es – neben den konventionellen Therapieformen wie chirurgische Eingriffe, Strahlen- und Chemotherapie – auch andere, unterstützende und begleitende Maßnahmen gibt. Die Schulmedizin behandelt den Körper, »läßt aber häufig die menschlichen, psychischen und sozialen Probleme außer acht« (Regenbogenzentrum). Und gerade diese sind die bedrückendsten, sowohl für Patienten als auch für Angehörige. Deshalb habe ich in den Anhang einerseits umfangreiche und breitgefächerte Literaturangaben zum Thema aufgenommen und andererseits die Adressen von Institutionen, Personen und koordinierenden Stellen aufgeführt, die dem Suchenden *praktische* Hilfe und Informationen in diesem Bereich anbieten. Denn obwohl manches Aha-erlebnis durch die Lektüre von Büchern geschehen kann, ist in der Regel das Lesen lediglich ein erster Einstieg in einen Erfahrungsprozeß, den es weiterzuentwickeln gilt. Wenn Sie als Leser interessante und für Sie wichtige Botschaften in diesem Buch finden, vielleicht fragen Sie sich dann, wie Sie Ihre Erfahrung vertiefen können. Denn genau diese Erfahrung ist es, die zur Veränderung führen kann.

Anita Bachmann

KAPITEL 1

Das Leben, ein liebender Lehrer

Ich war von Anfang an auf Krebs spezialisiert und habe mit klassischer Strahlentherapie begonnen. Diese Spezialisierung auf Krebs ist geblieben – meine ganze Arbeit und meine Ausführungen haben immer in erster Linie mit Krebs zu tun, obwohl sich die Ansätze zu dieser Arbeit teilweise auch auf andere Krankheiten übertragen lassen. Schon oft hat man mich gefragt, wie ich dazu kam, meinen schulmedizinischen Ansatz zugunsten einer ganzheitlichen Einstellung zu verändern. Darauf gibt es eine Fülle von möglichen Antworten. Mir scheint aber, daß die ehrlichste Antwort die ist, daß ich mir vorgenommen hatte, mit dazu beizutragen, daß eine Heilmethode für Krebs gefunden würde. Im Laufe meiner medizinischen Ausbildung hatte ich eine Menge durchaus guter Ideen, war an Forschungsprojekten beteiligt, aber immer wenn wir versuchten, diese Ideen konkret an Patienten auszuprobieren, wollten diese nicht so recht mitziehen. Sie weigerten sich einfach, das zu tun, was notwendig gewesen wäre, um Erfolge zu erzielen. Es war zum Verzweifeln. Denn, egal wie gut das Therapieangebot sein mag, wenn die Patienten nicht mit dem behandelnden Arzt zusammenarbeiten wollen, kann er absolut nichts erreichen. Nach einer gewissen Zeit der Depression und Frustration beschloß ich, diesem Problem auf den Grund zu gehen, das heißt, es erst einmal genau zu definieren. Dabei erkannte ich, daß das Problem darin lag, daß die Patienten die Zusammenarbeit ablehnten. Wie kann man aber einen Mangel an Kooperationsbereitschaft beheben? Zuerst muß untersucht werden, wodurch sie verhindert wird. Nach meinen Beobachtungen war das wichtigste Hindernis die Mutlosigkeit: Sie glaubten einfach nicht, daß die Therapie etwas bewirken könnte. Vor allem wollte ich mit schwerstkranken Patienten arbeiten, denn hier hatte man die größten Spielräume in der Arbeitsweise und die größten Möglichkeiten, den – wie ich damals dachte, unmittelbar bevorstehenden – wichtigen Durchbruch zu erzielen. Zu dieser Zeit begann ich mit der Untersuchung der Frage: Wie begegnet man der Mutlosigkeit? Wie kann man den Patienten helfen, ihre Grundeinstellungen zu verändern? Die Suche dauerte etwa eineinhalb Jahre, bevor ich eine Antwort erhielt, die mein Leben radikal veränderte.

Das war vor siebzehn Jahren. Im April 1971 waren meine Überlegungen so weit gereift, daß ich darangehen konnte, die Überzeugungen, Einstellungen und Emotionen von Krebskranken anzusprechen und zu versuchen, den Verlauf ihrer Krankheit zu verändern. Zum ersten Mal wollte ich Patienten direkt ansprechen, damit sie sich psychisch und emotional an ihrem Heilungsprozeß beteiligten. Es war und bleibt meine tiefe Überzeugung, daß das, was wir glauben, meinen und fühlen eine bedeutende Rolle in der Entwicklung und dem Verlauf von Krebs spielt. Es beeinflußt unsere ganze Lebensqualität, den Krankheitsverlauf und die Qualität unseres Sterbens.

Als ich mit dieser Arbeit begann, kannte man nur einen Mechanismus, der eine wissenschaftliche Erklärung für den Zusammenhang zwischen der Körper-Geist-Einheit und der unterschiedlichen Krebsanfälligkeit des Menschen lieferte: das Endokrinsystem. Wir wissen sehr wohl, daß unsere emotionale Befindlichkeit Hormonausstöße auslösen kann, die zu einer Erhöhung der Karzinogenität der Karzinogene führt, das heißt, daß die Fähigkeit jedes Krebserregers, Krebs auszulösen, erhöht wird. Ferner wird auch das Immunsystem so beeinträchtigt, daß es die Entwicklung von Krebszellen zuläßt und den körpereigenen Heilungsmechanismus dadurch einschränkt, daß es die vorhandenen Krebszellen vermehrt. Damit war bereits ein gut funktionierender Mechanismus gefunden worden. Inzwischen hat man zwei weitere Mechanismen entdeckt, die übereinstimmend als wesentliche Faktoren angesehen werden. Zuerst gibt es das biochemische System der Neuropeptiden. Diese sind chemische Substanzen, die dem Gebiet der Psychoneuroimmunologie zugrunde liegen. Die erste dieser Substanzen, Betaendorphin, wurde 1973 entdeckt; inzwischen haben wir Kenntnis von ca. sechzig Neuropeptiden. Die höchste Konzentration von Neuropeptiden finden wir in den emotionalen Zentren im Gehirn, im limbischen System – Hypothalamus und der Hypophyse. Besonders interessant ist die Tatsache, daß Neuropeptiden nach dem Prinzip des passenden Schlüssels funktionieren. Sie sind sehr spezifisch, und genauso spezifisch sind dann auch die Rezeptoren einer jeden Neuropeptide. Alle anderen Rezeptoren auf der Außenfläche der weißen Blutkörperchen sind bereits identifiziert worden. Candace Pert, Mitentdeckerin der Betaendorphine im Jahr 1973, als sie Direktorin des Neuroscience Laboratory am National Institute of Mental Hygiene war, arbeitet noch immer in diesem Bereich und schreibt viel darüber. Sie nennt die Neuropeptiden die chemische Entsprechung der Emotionen. Sie wirken schneller als die bereits erwähnten Hormone.

Der dritte Faktor, der das Immunsystem stark beeinflußt, ist die von Anatomen entdeckte Tatsache, daß Nervenfasern *auf* der Oberfläche der weißen Blutkörperchen enden. Wir haben schon lange gewußt, daß Nerven in der Milz und in den Lymphknoten enden. Erst vor etwa vier Jahren erkannte man jedoch, daß bestimmte weiße Blutkörperchen Neurorezeptoren sind, da Nerven an ihrer Oberfläche enden. Wir wissen nicht, wieviele andere Systeme noch existieren, deren Entdeckung ebenfalls den wissenschaftlichen Beweis dafür darstellen könnte, daß unser emotionales Wesen mit unserem physischem Wesen so eng verwoben ist, daß sie untrennbar sind. Mir war dies bereits 1971 klar; ich wußte, daß, sobald ein Mensch seine Lebenseinstellung verändert, seine ganze innere Chemie gleichzeitig verändert würde. Wenn man eine Einstellung erfolgreich verändert, ist die Veränderung sowohl physisch als auch emotional. Mich erregte diese Einsicht sehr, denn ich war überzeugt, nicht nur eine Möglichkeit gefunden zu haben, Einstellungen zu verändern, sondern auch gleichzeitig die Kooperationswilligkeit der Patienten und die Heilungschancen zu erhöhen. So wäre die

Wirkung kumulativ. Ich hatte nach *einer* Antwort auf *eine* Frage gesucht, und nun hatte ich gleich mehrere Antworten. Nicht nur würden die Patienten besser mit mir kooperieren, sie würden auch öfter geheilt werden!

Diese Einsicht bedeutete seinerzeit eine große Veränderung in allen Bereichen meines Lebens. Je mehr ich dieses Phänomen untersuchte, um so mehr entdeckte ich, daß viele Methoden, um die inneren Überzeugungen und den Glauben eines Menschen zu verändern, meditativ und positiv sind. Auf der Suche nach Wegen zur Einstellungsveränderung stolperte ich über viele verschiedene Prozesse. Gegen Ende dieser Phase des Nachforschens und -denkens hatte ich eine tiefe visionäre Erfahrung in einem meditativen Zustand. Dieser Zustand dauerte vielleicht zehn Minuten, während derer mir sehr bewußt wurde, daß der überwiegende Teil von mir immer geglaubt hatte, ich sei von Natur aus schlecht; ich begriff, daß dies falsch war, denn nicht nur bin ich von Natur aus gut, alle anderen Menschen sind auch gut. Zwar ist die Art, wie der Mensch lebt, selten eine Bestätigung dafür, aber seinem Wesen nach ist er gut. Ich erkannte zugleich, daß ein wesentlicher Teil meiner Lebensenergie bislang bei dem Versuch vergeudet wurde, meine Natur zu unterdrücken, aus Angst davor, von Natur aus böse zu sein. Diese Einsichten brachten eine tiefgreifende, radikale Veränderung meines Lebens und meiner Arbeit. Seither haben sich meine innersten Überzeugungen immer wieder verändert, aber nur einmal auf ähnlich profunde Weise.

Ich bin jetzt davon überzeugt, daß wir auf der Erde

sind, um zu lernen, alles mögliche zu lernen. Das
Leben sehe ich als gütigen, liebenden Lehrer.

Wenn wir damit anfangen, unsere Emotionen und
Überzeugungen als Faktoren anzusehen, die Lebensqualität, Verlauf von Krankheitsprozessen und die
Qualität des Sterbens bestimmen, so finden wir bei
Krebs drei zentrale Überzeugungen, die wir ansprechen können. Zuerst sprechen wir den Menschen in
seinem Glauben an seine eigenen Selbstheilungskräfte an; als nächstes in seinem Glauben an die Behandlung, die er erhält, und schließlich in seiner inneren Überzeugung in bezug auf Krebs. Es gibt viele
verschiedene Ansätze, aber ich fühle mich am wohlsten mit der Phantasie, mit Bildern, Visualisierung,
Meditation, wie auch immer man dies bezeichnen
möchte. In erster Linie geht es darum, die Phantasie
dazu zu benutzen, unsere innersten Überzeugungen
dahingehend zu verändern, daß sie uns gut tun. Es
ist sehr wichtig, daß wir als Menschen unsere Phantasie in eine Richtung lenken, von der wir glauben, daß
sie uns und unserer Gesundheit gut tun kann. Jeder
muß selbst herausfinden, was er oder sie für sich
selbst für richtig und gut hält und auch das Tempo
selbst festlegen. Auf diese Weise bestimmt jeder
Mensch selbst, wie, in welche Richtung und in welchem Tempo er oder sie vorankommt, denn der Weg,
der hier gegangen wird, ist immer zugleich voller
Konfrontationen.

Es ist also notwendig, für alle Erfahrungen offen zu
sein. In jedem Augenblick muß man sich fragen:»Was
habe ich daraus zu lernen?« Denn alles ist ein Lernangebot eines liebenden Lehrers und ist von Tag zu Tag

neu. Was ist Krebs? Was kann ich aus der Erfahrung, Krebs zu haben, lernen? Kann ich sie als Botschaft von einem liebenden Lehrer wahrnehmen? Der Tod: Was ist die Botschaft, die uns der Tod und das Leben zu vermitteln haben? Wir sind auf der Erde, sowohl um zu lernen als auch um diesen Planeten zu schützen und zu verwalten. Wir sind für die Erde und für unser Lernen verantwortlich. Das Leben und den Tod betrachte ich als einen Prozeß, bei dem sich unsere Überzeugungen und Vorstellungen unentwegt verändern. Nur eine absolute Offenheit gegenüber dem Wandel und dem Wachstum kann unsere Fähigkeit zur Einsicht erhalten. Ich gehe davon aus, daß dieser Prozeß in diesem Leben nie aufhören wird.

Es ist verhältnismäßig einfach, eine Lebensphilosophie zu vermitteln. Weitaus schwieriger ist es, mit solchen Einsichten konkret zu leben. Immer wieder fällt man in alte Verhaltensmuster zurück, wird verwirrt. Aber es ist sehr tröstlich und hilfreich, ein Modell zu haben, zu dem man zurückkehren kann, um die Perspektive zu wahren, oder auf das man sich beziehen kann, wenn es darum geht, die Perspektive zu verändern.

Es ist nicht möglich, die Einstellung oder Reaktionen eines anderen Menschen zu verändern. Das einzige, was man tun kann, ist, dem anderen die sich bietenden Möglichkeiten aufzuzeigen, um eine andere Stellung beziehen zu können. Das bedeutet, daß man Informationen weitergeben, eine geschützte, sichere Umgebung bieten muß, in der sich der Patient wohl und angenommen fühlt, so daß es ihm verhältnismäßig leichtfällt, alte Einstellungen aufzugeben und neue zuzulassen. Innerhalb dieser geschützten Umgebung bietet man ferner einige – wie ich meine – positive Alternativen an. Es liegt aber immer am anderen, was er dann für sich daraus macht. Die Rolle des Begleiters besteht darin, so liebevoll wie möglich ehrliche und genaue Feedbacks zu geben. Liebevoll heißt mit Achtsamkeit und Entschlossenheit.

Wenn man Krankheit als ein Lernangebot betrachtet und die Dynamik des Krank- und des Gesundseins genauer untersucht, erkennt man Krankheit als negatives Feedback. Jeder Mensch hat verschiedene Aufgaben in diesem Leben. Je mehr wir auf unsere Aufgaben eingestimmt sind, desto glücklicher werden wir sein und desto sanfter und einfacher wird unser Lebensweg. Meines Erachtens haben wir positive und negative Rückkoppelungssysteme, die uns den Weg weisen können. Positive Feedbacks sind zum Beispiel Begierde, Leidenschaft, Liebe, Freude, Glück – alles verschiedene Arten von positiven Emotionen, die uns eine bestimmte Richtung weisen können. Negative Feedbacks sind Schmerz – psychischer und physischer Schmerz –, Krankheit, die uns aber helfen können zu erkennen, was wir in unserem Leben verändern sollten. Die positiven Feedbacks sind die Wegweiser für diese Veränderung. Es sind keineswegs nur eindeutige Botschaften; denn auch wenn wir auf dem richtigen Weg sind, gibt es immer wieder Schwierigkeiten. Wir müssen sehr aufmerksam und engagiert sein, unentwegt Entscheidungen treffen, ganz allein Vertrauen zu uns und dem Leben fassen, denn niemand kann uns sagen, ob wir es »richtig« machen. Wir müssen uns mit unseren Ängsten auseinandersetzen. Es bedarf des Muts, und manchmal ist es sehr schwer, den Mut zu finden, die eigenen Ängste zu konfrontieren. Und es kann zum Beispiel sehr schwer sein, zwischen Dickköpfigkeit und Überzeugtheit zu unterscheiden. Eine der schwierigsten und zentralsten Fragen im Leben lautet: Wie kann man empfindsam auf Feedback reagieren, ohne sich manipulieren zu lassen, und wie kann man auf die Ansichten und Wünsche anderer Rücksicht nehmen, ohne sich vom eigenen Weg abbringen zu lassen? Dieses Gleichgewicht zu finden und zu halten, ist eine der wichtigsten Lebensaufgaben – auch für mich.

Krebs ist zum Teil ein zeitbedingtes und kulturelles Phänomen. Eines der zentralen Themen bei Krebs ist die Frage der Kontrolle und Einflußnahme auf das eigene Leben. Mit zunehmender Mechanisierung und Urbanisierung haben wir als Individuen das Gefühl, immer weniger das eigene Leben selbst bestimmen und beeinflussen zu können. Krebs ist eine Krankheit, bei der Zellen außer Kontrolle geraten sind, so daß sie nicht mehr auf den Gesamtplan des Körpers hören. Gesamtgesellschaftlich haben wir es mit einer ähnlichen Situation zu tun. Der »Fortschritt« ist außer Kontrolle geraten, so daß unsere Umwelt von anderen Kräften als den ihr zuträglichen bestimmt ist. Wir übernehmen keine Verantwortung für das Gemeinschaftsleben oder in der Politik. Das ist eine wesentliche Tendenz unserer Zeit. Je größer die bürokratische Einheit, das heißt, je größer die Stadt oder die Regierung ist, desto mehr ist sie außer Kontrolle, desto weniger fühlen wir uns verantwortlich. Das hat mit unserer individuellen Mutlosigkeit zu tun. Zum Beispiel sitze ich mutlos vor meiner Einkommensteuererklärung oder einem defekten Telefonsystem, denn ich fühle mich hilflos und bin auch häufig wirklich machtlos. Es passiert so leicht, daß wir uns mutlos fühlen. Und Krebs ist eine Krankheit der Mutlosigkeit und der unterdrückten Gefühle. Wir leben in einer urbanen Gesellschaft, in der es zwar kulturell akzeptiert wird, daß man seine Sekretärin anschreit, in der es aber nicht in Ordnung ist, daß sie wiederum ihren Vorgesetzten anschreit. Um unsere Arbeitsplätze zu behalten, müssen wir lernen, bestimmte Gefühle zu unterdrücken. Das ist ungesund. Und in unserer Kultur gibt es kaum gesunde Möglichkeiten, mit dem Wandel, den wir innerhalb unserer Kultur erfahren, umzugehen. Wir werden mehr oder minder durch das Leben getrieben. Wir gehen zur Schule, finden einen Arbeitsplatz, an dem wir nicht den Mut haben, freimütig das zu sagen, was wir denken, denn wir könnten diesen Arbeitsplatz dadurch verlieren. Wir leben in chronischer Angst, was eine katastrophale Wirkung auf unsere Gesundheit hat. Wir sehen keine Möglichkeiten, dieses Dilemma aufzulösen und verfallen noch tiefer in das Meer der Mutlosigkeit. Man ärgert sich, weil man nicht sagen darf, was man denkt, und weil man seinen Ärger nicht ausdrücken kann, erlebt man die ganze Situation als hoffnungslos. Man kann geradezu zuschauen, wie unterdrückte Wut sich in Mutlosigkeit verwandelt.

Diese Mutlosigkeit wird in der Regel verleugnet und unterdrückt. Weder die Betroffenen noch ihre Freunde, Lebenspartner oder Arbeitskollegen würden diese Menschen als mutlos bezeichnen, denn sie verstecken es, sowohl vor sich selbst als auch vor anderen. Das ist das überaus Verwirrende. Wenn man die Mutlosigkeit spüren und zugeben würde, wäre das weitaus gesünder.

Mutlosigkeit ist das Ergebnis, wenn wir etwas zu sein versuchen, was wir nicht sind. Menschen, die dazu tendieren, Krebs zu entwickeln, haben in der Regel ein größeres Maß an Mutlosigkeit in ihrem Leben. Solche Aussagen sind schwierig, wenn man sie auf die Bevölkerung insgesamt bezieht, denn es gibt immer einzelne, die eine Ausnahme bilden. Es sind immer viele Faktoren, die eine Rolle spielen. Aber in der Arbeit mit einem Krebskranken, kann man grundsätzlich davon ausgehen, daß dieser Mensch mutlos ist, auch wenn er oder sie diese Mutlosigkeit unter Umständen gar nicht wahrnimmt und sich enorm bemüht, den Erwartungen anderer gerecht zu werden. Mit anderen Krankheitsbildern, wie zum Beispiel Diabetes, kenne ich mich nicht so gut aus. Dennoch gehe ich davon aus, daß das Unterdrücken von Gefühlen mit *jeder* Krankheit einhergeht. Bei Krebs stimmt dies in besonderer Weise. Wenn man sich ständig bemüht, jemand zu sein, der man nicht ist, wird man zwangsweise seine Gefühle unterdrücken müssen, da man kein Vertrauen zu dem hat, was man in Wirklichkeit ist. Man kann auch kein Vertrauen zu den eigenen Gefühlen haben, denn sie sind es, die zeigen, daß man nicht in Ordnung ist, weil man etwa Wut oder sexuelle Impulse verspürt, die angeblich nicht in Ordnung sind. Daher muß man diese Gefühle unterdrücken, weil sie zum Beispiel ständig bestätigen, warum man von seinen Eltern nicht geliebt wurde. Die Verleugnung von Gefühlen ist ein zentraler Bestandteil des Krankheitsprozesses. Sehr wichtig ist auch die Rolle von Verlust bei Krebs. Der klinische Bezug zwischen persönlichen Verlusten und der Häufigkeit von Krebserkrankungen läßt sich ohne weiteres herstellen. Die Mutlosigkeit, die man bei Krebspatienten wahrnimmt, steht meistens in Beziehung zu Verlusten. Welch größeren Verlust als den Verlust des Selbst kann man erleiden? Den Verlust einer Liebe, die man nie direkt erfahren hat, den Verlust des Rechts zu leben, zu sein, wie man ist. Hier haben wir es mit tiefgreifenden, sehr persönlichen Verwundungen zu tun, die wahrgenommen und ausgelebt werden. Möglicherweise beginnen diese noch vor der Geburt, noch in der Gebärmutter. Für mich steht fest, daß unser Leben in einem erheblichen Maß von dem beeinflußt wird, was uns in der Gebärmutter widerfährt. Mein eigenes Leben bietet ein Beispiel dafür. Meine Großmutter mütterlicherseits starb an Krebs, als meine Mutter im achten Monat mit mir schwanger war. Mein Gespür für und mein Wissen um diese Krankheit hängen meiner Ansicht nach auch mit dieser Tatsache zusammen. Als Medizinstudent hatte ich von Anfang an eine Beziehung zu dieser Krankheit. Ich habe mir damals zwar keine allzu großen Gedanken darüber gemacht, denn ich hatte gleichzeitig große Wissenslücken. Jetzt sehe ich den Sinnzusammenhang viel deutlicher, weshalb ich unbedingt mit meiner Arbeit diesen Weg gehen mußte. Schon vor der Geburt war ich wohl davon geprägt, was verständlich ist, wenn man davon ausgeht, daß

unsere Seele bereits vor der physischen Geburt existiert.

Diese sind keine neuen Gedanken. Denker seit der
Zeit Platons haben immer wieder ähnliche Beobachtungen zum Ausdruck gebracht. Platon zum Beispiel
sagte: »Behandeln wir den Körper und vernachlässi-
gen die Seele, so leisten wir als Heiler keine ganze Arbeit, die Behandlung ist in jedem Fall ungenügend.«
Betrachten wir die Schriften des Altertums in verschiedenen Kulturen, können wir nicht umhin zu erkennen, daß wir jetzt in einer Zeit leben, in der diese
Einsichten wieder aus der Vergessenheit emportau-
chen. Sie scheinen wellenförmig aufzutreten, einen
Höhepunkt zu erreichen, um dann wieder abzueb-
ben. Wir schauen zur Zeit auf eine neue Welle, können aber nicht wissen, wie weit sie fließen wird. Das
ist sehr aufregend, denn in den frühen siebziger Jahren nahm das Interesse dramatisch zu, ebbte allerdings dann wieder ab. Erst jetzt, in den letzten paar
Jahren, regt sich das Interesse an diesen Themen wieder verstärkt. Wir sind vielleicht schon am Höhepunkt angelangt, denn wir befinden uns in einer
Phase äußerst wichtiger Erkenntnisse über den Einfluß des Gehirns auf unsere weißen Blutkörperchen,
wie auch über die indirekten Mechanismen des Im-
munsystems. Zwar kannten wir schon viele Mechanismen, wußten aber bislang nicht, wie so etwas geschieht und wann. Die Frage nach dem Zeitpunkt ist
vorrangig und, wie mir scheint, zu wenig beachtet
worden. Unsere Zeit scheint reif zu sein für das Interesse an der Einheit von Körper, Geist und Seele und
demnach auch an einer ganzheitlichen Medizin.

Nicht nur, weil es eine große Vielfalt an neuen Entdek-
kungen gibt in bezug auf biochemische Verbindun-
gen, die auf der Oberfläche der weißen Blutkörperchen zu finden sind. Es ist zu einfach, auf eben diese
Neuentdeckungen und auf das neue Fachgebiet »Psychoneuroimmunologie« hinzuweisen, um die neue,
starke Welle an Interesse an ganzheitlicher Medizin
zu erklären. Psychoneuroimmunologie ist nichts weiter als das alte Gebiet der psychosomatischen Medizin, was sich später in Verhaltensmedizin verwan-
delte und nun – mit einigen neuen Erkenntnissen
ausgestattet – eben Psychoneuroimmunologie ge-
nannt wird.

KAPITEL 2

UNSERE ÜBERZEUGUNGEN PRÄGEN UNSERE GESUNDHEIT

Der Glaube an das, was und wie wir sind, hat eine ungeheure Kraft, die wir zu nutzen lernen müssen. Bei unserer Arbeit setzen wir als erstes bei dem Glauben des Patienten an die eigenen innewohnenden Selbstheilungsmechanismen an, indem wir sie oder ihn dazu auffordern, sich ein genaues Bild von den Heilungsmechanismen des eigenen Körpers zu machen. Im allgemeinen werden diese Mechanismen durch die weißen Blutkörperchen symbolisiert, die stark, zahlreich und kraftvoll erscheinen, also durchaus in der Lage, eine Heilung herbeizuführen. Darauf folgt sofort die Konfrontation mit der Tatsache, daß genau dasselbe Immunsystem vorhanden war, als man krank wurde. Alle möglichen Vorstellungen und Überzeugungen in bezug auf das Wesen von Krankheit und Gesundheit werden hiermit in Frage gestellt. Wir ermutigen die Patienten, immer Bilder von dem zu zeichnen oder zu malen, was sie sich vorgestellt haben. Diese Bilder sind hilfreich, wenn man erkennen will, wie die unbewußten Vorstellungen und Überzeugungen bezüglich der eigenen Selbstheilungsmechanismen wirklich sind.

Der zweite Ansatzpunkt bei der Arbeit mit den Patienten sind ihre Gefühle und Vorstellungen hinsichtlich der Behandlung, die sie bereits erhalten. Es ist ausschlaggebend, daß die Behandlung als Freund

und Verbündete erfahren wird. Manchmal ist das ungeheuer schwierig, wenn das behandelnde Personal im Krankenhaus eine andere Botschaft vermittelt. Etwa so: »Das Zeug, was Sie von uns bekommen, ist furchtbar stark. Sie werden wahrscheinlich brechen, aber dafür haben wir Gegenmittel. Wir werden Sie fast umbringen mit unserer Behandlung, aber – keine Sorge – Sie kommen schon durch.« So ähnlich sieht die Einstellung von vielen Onkologen aus; und wenn sie mit dieser Einstellung Patienten behandeln, ist es natürlich sehr schwierig, die Behandlung als Freund und Verbündete wahrzunehmen.

Deshalb kann es viel Mühe kosten, den Patienten zu helfen, ihre Einstellung zur Behandlung positiv zu verändern. Es gilt, ihnen den Wert derselben vor Augen zu führen, so daß jeder auf seine Weise den Sinn darin erkennen kann. Alle wirksamen Mittel sind einzusetzen – vor allem positive Fallbeispiele. Und wenn jemand die Behandlung nicht mehr furchtbar und schrecklich, sondern nur noch als schlimm erlebt, dann ist das bereits als eine positive Veränderung zu verzeichnen. Die *Richtung* ist das wichtige; man muß versuchen, ein Stück Offenheit zu schaffen. Und gerade diese Offenheit führt dazu, daß die Behandlung weit weniger Nebeneffekte hervorruft. Sobald die Patienten das merken, können sie ihre Einstellung zur Behandlung aus eigener Kraft verbessern.

Nachdem sie entdeckt haben, daß ihre Einstellung ein sehr wichtiger Faktor im Hinblick auf die Nebenwirkungen der Behandlung ist, fangen sie auch an zu begreifen, daß ihre Einstellung ebenfalls einen bedeutenden Einfluß auf die Wirksamkeit der Behandlung ausübt, was wiederum dazu führt, daß sie stärker motiviert sind und mehr Energie in den Prozeß investieren als zuvor.

Drittens sind wir alle durch unsere Einstellung zu dieser Krankheit geprägt. Wir sind in einer Kultur aufgewachsen, in der der Glaube herrscht, Krebs sei eine allmächtige Krankheit, die den Menschen von innen heraus zerfrißt. Der Körper wird als schwach und wertlos angesehen, und wir lernen, daß die Krankheit nur *einen* möglichen Verlauf hat. Es ist von grundlegender Wichtigkeit, daß wir begreifen, wie falsch dieser Glaube ist.

Die erste – für manche umwerfende – Tatsache, die gelernt werden muß, ist, daß Krebs nicht angreift oder zerstört. Wir sind mit der Vorstellung groß geworden – besonders bei der Leukämie –, daß die weißen Blutkörperchen die anderen Blutkörperchen auffressen. Dies ist vollkommen falsch. Sowie sie eine bösartige Veränderung erfahren, verlieren die weißen Blutkörperchen ihre Fähigkeit anzugreifen. Zwar haben Leukämie-Patienten unzählige weiße Blutkörperchen, aber diese sind nicht einmal in der Lage, Bakterien zu bekämpfen. Deshalb sieht man häufig als stärkstes Symptom bei diesen Patienten eine überwältigende Infektion. Wenn Krebszellen in eine Gewebekultur gegeben werden, greifen sie nichts an und zerstören nichts. Wenn man das erfährt, muß man seine Vorstellung von der Stärke der Krankheit korrigieren. Krebs ist keineswegs so stark, wie man immer gedacht hat: Der Körper ist stärker. Damit kann man dann arbeiten – vor allem mit der Phantasie, und zwar so schnell, wie es für den Patienten stimmig ist.

Es fällt einem relativ leicht, Vorstellungen und Einstellungen zu verändern, wenn alles gut geht, man sich wohl oder sogar euphorisch fühlt. In problematischen Situationen wird es dagegen wesentlich schwieriger, sich für eine Veränderung in der Lebenseinstellung oder für die eigene Gesundung einzusetzen. Wenn alles so schwer ist, daß man keine Lust hat überhaupt aufzustehen und man weder die geistige noch die emotionale Kraft hat, um an einer positiven Veränderung der eigenen Einstellung zu arbeiten, dann versucht man es auch nicht. Denn das einzige Ergebnis, das man erzielen würde, wäre, sich von der absoluten Hoffnungslosigkeit des Ganzen zu überzeugen. Wenn man gerade nicht über die notwendige kreative Energie verfügt, macht man etwas sehr Gesundes: Man entspannt sich, man setzt die Praxis der Entspannung fort und erlaubt sich, die Gedanken auf erhebende Dinge zu richten. Vielleicht stellt man sich einfach vor, an einem außerordentlich schönen und behaglichen Ort zu sein, wo man sich sicher, geschützt und wohl fühlt. Das ist schon ganz viel. Man kann dann damit beginnen, zu überlegen: »Was muß ich in meinem Leben ändern, damit ich Lust bekomme, an meiner Einstellung zu arbeiten?« Diese Arbeit erfordert sehr viel Energie. Meistens arbeitet man gegen die eigene Umwelt, denn in dieser Situation hat ein Großteil der Menschen, die man kennt und deren Unterstützung man bräuchte, einen schon aufgegeben. Sie sind möglicherweise bereits damit beschäftigt, sich mit dem Nachlaß oder zumindest mit der Situation nach dem Tod auseinanderzusetzen. Statt hilfreicher Unterstützung erhält man negative Verstärkung des Gedankens, daß man sterben wird. Man muß sozusagen stromaufwärts schwimmen, und dafür braucht man große Reserven und Kraft, besonders wenn man schwer krank ist.

Die prägenden Faktoren des Krankheitsprozesses sind: Welche Einstellungen der Betroffene hat, was für Unterstützung er oder sie von den Menschen in der nächsten Umgebung bekommt, und wodurch die Krankheit ursprünglich ausgelöst wurde. Wie grauenhaft war das Leben geworden? Wieviel war schiefgegangen? Will man überhaupt noch leben? Viele Menschen wollen nicht, wollen sich aber auch nicht mit dieser Tatsache auseinandersetzen.

Hier sind wir bei dem Grundthema der Arbeit von Laurence LeShan angelangt, einem der echten Pioniere auf diesem Gebiet. Vor mehreren Jahren nahm ich an einem seiner Workshops teil. Seine Aussage, die Ursache der Mutlosigkeit liege in dem Versuch, etwas zu sein, was wir nicht sind, hat mich tief berührt, da ich mich bereits lange und intensiv mit dem Thema Mutlosigkeit beschäftigt hatte. Es ist schließlich der Kern des Krebsproblems. Mutlosigkeit und Hilflosigkeit sind aufs engste miteinander verknüpft. Mutlosigkeit ist die Grundlage für Hilflosigkeit. Das Bemühen, etwas zu sein, was wir nicht wirklich sind, sehe ich mittlerweile als die Ursache von Krebs an. Wenn wir unsere Energie in den Versuch, das zu sein, was wir meinen sein zu müssen, investieren, entwickeln wir die klassische, krebsanfällige Persönlichkeit. Wir versuchen Menschen zu sein, die *zu* gut sind, um wahr zu sein, dadurch, daß wir ständig unsere Gefühle unter Kontrolle halten. Es ist uns selbstverständlich, daß wir unsere Gefühle unterdrücken: Ich darf nicht so sein, wie ich wirklich bin, ich muß alles tun, um akzeptabel zu sein. Das einzige Heilmittel gegen Mutlosigkeit, sagt LeShan, ist die Öffnung hin zu dem, was wir *wirklich* sind. Der Prozeß des Sich-Öffnens, bei dem wir uns erlauben, unser eigenes, einzigartiges Lied zu singen, den eigenen, einzigartigen Weg zu gehen, der hauptsächlich von Sehnsucht und Leidenschaft bestimmt und von innerer Weisheit und der Weisheit des Universums, Gott, der schöpferischen Kraft – wie auch immer man sie nennen mag – gewiesen wird.

Der Prozeß, der ausgelöst wird, wenn ein Mensch sich für das eigene Gesundwerden einzusetzen beginnt, hat viel mit Konfrontation zu tun: Konfrontation mit der Krankheit und mit den Heilungsmechanismen und letztendlich – wobei diese Konfrontation von Anbeginn angelegt ist – die Konfrontation mit den Grundlagen des Glaubens bzw. der Überzeugungen. Hierin liegt der Kern, und je eher Menschen bereit sind, sich mit ihren tiefstliegenden Überzeugungen auseinanderzusetzen, desto schneller können sie damit anfangen, ihr Leben zu bereichern.

Ich habe sieben »Grundüberzeugungen« identifiziert. Vielleicht gibt es auch zweihundertvierzig oder nur eine, aber ich persönlich arbeite gern mit diesen sieben.

Die erste und vielleicht wichtigste bezieht sich auf die Natur des Menschen. Wie bin ich von Natur aus?

Wenn ich der werden soll, der ich bin, so ist meine Einstellung zur eigenen Identität von zentraler Bedeutung. Betrachten wir das übliche Spektrum, das von der Einstellung »Ich bin von Natur aus gut« bis hin zu »Ich bin von Natur aus böse« reicht: Wenn ich der Überzeugung bin, daß ich von Natur aus böse bin, dann bin ich nicht bestrebt, der zu werden, der ich in Wirklichkeit bin, denn wer ich bin, ist nicht akzeptabel. Schließlich bemühe ich mich seit Jahren, diese böse Natur zu unterdrücken und etwas anderes auszuleben. Das ist der Stoff für ein verbittertes Ringen mit sich selbst. Das Ziel muß sein, die eigene Einstellung zu sich selbst so weit zu verändern, daß man anfängt zu glauben, man sei ein besserer Mensch als man vorher angenommen hatte. Es kommt auch hier wieder vor allem auf die Richtung an – daß man seine Vorstellungen in die Richtung lenkt, hin zu dem Glauben, ein guter Mensch zu sein, im Einklang mit den Kräften der Schöpfung.

Hiermit wären wir beim zweiten Thema angelangt: Was glauben wir ist das Wesen Gottes bzw. des Universums? Wenn ich eins bin mit einem Universum, in dem Gott böse und gemein ist, dann lohnt es sich kaum, an mir zu arbeiten, denn ich werde sowieso immer wieder am selben schlimmen Ort enden. Meine Einstellung zu Gott, der schöpferischen Kraft des Universums – je nachdem, mit welchen Begriffen man sich am wohlsten fühlt – hat hier eine große Bedeutung. Unsere Überzeugungen dahingehend zu ändern, daß wir das Universum als etwas grundsätzlich Gutes ansehen, liegt mir persönlich sehr am Herzen. Meinem Empfinden nach ist es von Bedeutung

für das ganze Leben, daß der Mensch mit der schöpferischen Kraft des Universums vertraut und versöhnt
wird. Wir neigen dazu, eine riesige Kluft zwischen
uns und diesen Kräften zu sehen, so daß wir überhaupt keine Beziehung dazu herstellen können.
»Gott ist so beschäftigt, wie kann er wissen, was ich
tue?« Ich gehe auf Distanz, Gott bleibt allmächtig und
ich bin immer noch ein Wurm. Diese Kluft muß man
unbedingt überbrücken.

Als ersten Schritt ermutige ich meine Patienten, mit
dem Gedanken zu spielen: Diese Kräfte kennen jeden
einzelnen von uns besser, als wir uns jeweils selbst
kennen und lieben uns als Individuen mehr als wir
uns jeweils lieben. Von welchem Punkt auch immer
wir ausgehen, es gilt, die Überzeugungen in diese
Richtung zu bewegen.

Drittens müssen wir uns mit unserer Überzeugung
über das Wesen der Gesundheit auseinandersetzen.
Mit Gesundheit meine ich sowohl physische Gesundheit als auch Glück, Freude, Liebe – mit anderen Worten alle wünschenswerten Emotionen. Gesundheit
ist ein positives Rückkoppelungssystem, aus dem
man Botschaften empfangen kann über die Richtung,
in die man gehen muß, um das zu finden, was einem
Liebe, Freude und Gesundheit bringt.

Dementsprechend muß man sich viertens auch mit
den eigenen Vorstellungen vom Wesen der Krankheit
auseinandersetzen. Man muß nach dem Sinn und
Wesen der Krankheit fragen. Krankheit und Schmerz
– sowohl physisch als auch emotional – gehören zusammen und bilden ebenfalls ein Rückkoppelungssystem, das uns deutlich machen soll, wenn wir mit

etwas aufhören sollten. Dieser Gedanke bietet sich ebenfalls als mögliche Alternative zur bisherigen Sichtweise an. Es liegt am Patienten selbst, damit zu spielen und zu prüfen, ob er für ihn Sinn ergibt. Krebs kann als Zeichen dafür dienen, daß man bestimmte Dinge, die einem nicht gut tun, besser unterläßt. Hier geht es nicht einfach ums Rauchen oder Essen. Es bedeutet grundsätzlich, daß man nicht länger jemand sein sollte, der man nicht ist, sondern daß man sich für den Menschen öffnen sollte, der man in Wirklichkeit ist. Und zwar in dem Wissen, daß dieser Prozeß einem größere Freude bringen wird. Wir Menschen neigen dazu, immer mehr Schmerz dadurch zu verursachen, daß wir immer mehr Energie dafür investieren, etwas zu sein, was wir nicht sind. Aber wir wissen auch nicht, wer wir in Wirklichkeit sind. Wüßte man es, bräuchte man nicht zu versuchen, anders zu sein. Die sehr einfache und dennoch schwierige Lösung liegt darin, zu versuchen, weniger von den Dingen zu tun, die das Leben schmerzhaft machen, und mehr von den Dingen, die Freude bereiten.

Jeder Mensch hat seine vollkommen eigenen Einsichten. In meinem eigenen Leben ist gerade diese Art von Einsichten eine der größten Freuden – das tiefe gefühlsmäßige Verstehen oder der flüchtige Blick auf das Ganze, wo deutlich wird, daß positive Veränderungen im Bewußtsein sowohl dazu führen, daß Menschen gesund werden, wie auch dazu, daß sie mehr Freude und Reichtum in ihrem Leben verspüren.

In der Regel sträuben sich die Patienten gegen die

Entscheidung, gesund zu werden. Sie verbinden mit dem Gesundwerden die Vorstellung, daß man dafür leiden muß. Man muß ihnen klarmachen, daß der Prozeß des Gesundwerdens gleichzeitig der Prozeß wachsender Freude, nicht wachsenden Leidens ist. Man muß nicht leiden, um gesund zu werden. Leiden und Schmerz sind ein Teil des Lebens, und wir dürfen sie nicht leugnen oder vermeiden, aber sie sind nicht der Schlüssel zum Gesundwerden.

Allerdings bringen Veränderungen zugleich auch Schwierigkeiten mit sich. In dem Maße, wie sich der Patient verändert, bekommen es seine oder ihre Nächsten und Liebsten mit der Angst zu tun. Viele Menschen fühlen sich wohler, wenn jemand so stirbt, wie er immer gewesen ist, als daß er überlebt und sich vollständig verändert.

Zwei Gruppen von Menschen sind am stärksten durch eine solche persönliche Veränderung bedroht: die, die wir lieben und mit denen wir leben, und die, mit denen wir arbeiten.

Wenn Mama, Vati oder die kleine Schwester sich plötzlich verändern, was sagt diese Veränderung über mich aus? Auch hat diese Veränderung häufig unbequeme Folgen für die Umgebung. Man denkt sich: »Du warst immer so nett. Ich mochte dich, wie du warst.« Ein wichtiger Faktor bei der krebsanfälligen Persönlichkeit ist gerade dieses »Nettsein«. Der Kollege, der für Krebs anfällig ist, ist derjenige, der immer schon um sieben am Schreibtisch sitzt – obwohl das Büro eigentlich erst um acht Uhr geöffnet wird. Er verläßt das Büro eine Stunde nach Feierabend, und er ist immer bereit, Dinge für andere zu erledigen. Wenn dieser Mann auf einmal nicht früh zur Arbeit kommt, gelegentlich eine Stunde frei nimmt und pünktlich heimgeht, bekommen es alle anderen deutlich zu spüren. Derlei Dinge passieren oft, wenn ein Prozeß der persönlichen Veränderung einsetzt. Ich habe Partnerschaften und Ehen deshalb auseinandergehen sehen. Es ist sehr hart – für die Angehörigen und vor allem für den Betroffenen selbst. Er kämpft darum, wieder gesund zu werden, und alle anderen verstärken genau die Faktoren, die ihn krank gemacht haben. Es ist pervers, daß die krankmachenden Dinge häufig eine – sogar auch finanzielle – Entlastung der anderen darstellen. Ein Beispiel: »Meine Kinder sind wütend auf mich, weil ich ihnen gesagt habe, daß der Arzt mir verboten hat, ihre Zimmer für sie aufzuräumen.« Dies ist eine sehr typische Situation. Mütter hören auf, für ihre halbwüchsigen Kinder die Zimmer aufzuräumen, alle Mahlzeiten zuzubereiten oder die Wäsche zu erledigen. Statt dessen konzentrieren sie sich mehr auf sich selbst und auf das, was sie gern tun wollen und haben nicht mehr die Zeit, die Haushälterin für einen Haufen fauler Kinder zu spielen, die wollen, daß ihre Mutter nichts weiter tut, als sich um sie zu kümmern. Es entstehen die allergrößten Schwierigkeiten. Gerade, wenn jemand sich besonders gut fühlt, weil er oder sie Veränderungen herbeigeführt haben, versetzt man ihr oder ihm einen Tritt, etwa in folgendem Sinne: »Wenn das alles notwendig ist und ich solche Abstriche machen muß, damit du wieder gesund wirst, dann bin ich mir nicht so sicher, daß es das wert ist.« Und das tut sehr weh.

Fünftens müssen wir uns mit der Frage nach dem Sinn und Zweck des Lebens auseinandersetzen. Wir sind alle hier, um zu lernen, wer wir sind. Ob angenehm oder unangenehm, alle Erfahrungen in unserem Leben sind unsere Lehrer, und unsere Aufgabe ist es, daraus zu lernen. Die Botschaft und die Lektion, die uns Krebs erteilen will, heißt: aufhören, das zu sein, was wir nicht sind, und uns öffnen für das, was wir wirklich sind. Wenn diese Botschaft durchdringt, können wir anfangen, sie zu leben. Und wenn wir aufhören, die Dinge zu tun, die uns Schmerzen bringen und statt dessen mehr von dem tun, was uns Freude bereitet, fällt die Krankheit einfach weg. Ich jongliere zum Beispiele gerne und benutze das Jonglieren häufig als Metapher, um meinen Patienten zu verdeutlichen, was ich meine. Das große Problem beim Jonglieren ist die Tendenz, sich auf das Fangen zu konzentrieren. Wenn man sich auf das Fangen konzentriert, schaut man nach unten und kann nicht jonglieren. Statt dessen muß man sich auf das Hochwerfen konzentrieren. In ihrem Versuch, gesund zu werden, konzentrieren sich die Menschen meistens auf die Krankheit. So können sie nicht gesund werden. Man muß sich auf das Leben und die Lebensweise konzentrieren. In dem Maße, wie das Leben reicher, sinnvoller und reizvoller wird, wenn man also die Botschaft empfängt, die die Krankheit vermittelt – nämlich, daß man sich in eine Richtung bewegen soll, die größere Freude bringt –, fällt die Krankheit einfach weg. Und zwar nicht nur Freude für einen selbst, sondern für das ganze Universum. Denn auch wenn einige Menschen in der unmittelbaren Umgebung mit dieser Veränderung vielleicht nicht ganz einverstanden sind, in ihrer Gesamtwirkung ist sie für alle positiv.

Unser Glaube bezüglich des Todes ist das nächste Thema, dem wir uns in der Arbeit widmen. Denn das Altern und der Tod sind zwei der schwierigsten und verwirrendsten Begriffe unserer westlichen Kultur. Wir haben alle sehr große Angst vor beiden. Die Frage ist, wie groß diese Angst ist. Eine möglichst gesunde Einstellung zum Tod, die ich meinen Patienten als Möglichkeit anbiete, ist die folgende: Der Tod ist das Ende des physischen Lebens, so wie die Geburt der Anfang ist, aber das Bewußtsein oder die Seele (ich ziehe dieses Wort vor, denn es ist ein gutes und schon sehr altes Wort) existiert vor der Geburt und nach dem Tod, und das ist gut so. Der Tod kommt, wenn wir mit dem Leben fertig sind. Wenn man sich dem Tod gegenüber öffnet, hat man das Empfinden, er kommt erst, wenn man fertig gelebt hat. So fühlt man sich nicht betrogen, hat keine Angst, daß der Tod zu bald kommt. Je reifer unsere Auseinandersetzung mit dem Tode wird, desto mehr verändert sich diese Einstellung, und wir können ihn annehmen.

Vergleichen wir einmal den Tod mit anderen Aspekten der persönlichen Veränderung. Wenn wir Veränderung positiv angehen wollen, müssen wir ihr eine positive Erwartung und Begeisterung entgegenbringen. Wenn ich den Tod betrachte und es mir nicht leichtfällt, positive Erwartungen und Begeisterung aufzubringen, dann ist mir klar, daß ich an meiner eigenen Einstellung zum Tode arbeiten muß.

Dadurch, daß ich vielen Menschen beim Sterben

beigestanden habe, bin ich zu der Ansicht gekommen, daß, um einen »guten« Tod zu erleben, man den Tod verstehen, vollständig akzeptieren und sich auf ihn freuen muß. Bei alten Menschen, die wirklich das Gefühl haben, ihr Leben zu Ende gelebt zu haben, kommt dies häufig vor. Aber auch bei jungen Menschen, die ein echtes Verständnis vom Tod und seinem Sinn haben, erlebt man, daß sie sich mit ihm wohl fühlen, und zwar auf eine Weise, wie die meisten von uns es nicht können und die auch ich persönlich nur schwer begreifen kann.

Schließlich befassen wir uns mit der Sinnfrage an sich. Wir setzen uns mit der Vorstellung auseinander, der Sinn läge in der Entfaltung – in unserer Entfaltung zu dem einzigartigen Menschen, der wir sind. Dieser Prozeß selbst ist der Sinn und Zweck des Ganzen.

Menschen, die auf dem für sie jeweils richtigen Weg sind, werden nicht krank. Davon gehe ich aus. Jeder kann jedoch den Weg verlieren. Starke Überzeugungen impfen einen keineswegs gegen Krankheit. Das System muß offen bleiben. Ungeachtet des Glaubenssystems können wir fromm oder aber bigott werden und stehen uns dann selbst im Wege. Es wird dann Zeit, zum Grundsatz zurückzukehren: »Ich sterbe jeden Tag.« Unabhängig davon, wie weit man sich spirituell entwickelt haben mag, diese Entwicklung endet nie. Jeder Mensch, der viel Zeit und Energie aufgebracht hat zur Ergründung der zentralen Fragen nach dem Sinn von Leben und Tod, wird einige tiefgreifende Einsichten erhalten haben, die ihn unter Umständen zu einem Gefühl verleiten, be-

reits alles zu wissen. Der Augenblick der Einsicht er-
füllt einen mit dem Gefühl des Wissens. Man fühlt
sich wunderbar, denn man fühlt sich mit allem verbunden, und man bildet sich ein, daß man dieses nie
vergessen, nie verlieren wird. Es kommt aber irgend-
wann eine Zeit, in der man den Zugang dazu nicht
mehr finden kann und deswegen am Boden zerstört
ist. Persönlich kenne ich das, und ich arbeite auch
öfter mit Menschen in derselben Situation. Wenn
man an einem Punkt anlangt, wo man glaubt, die spi-
rituelle Bewußtheit, die man erlangt hat, nie wieder
verlieren zu können, wird es problematisch und gefährlich. Man muß nun nicht ständig fürchten, den
Zugang dazu zu verlieren, aber man darf auf der anderen Seite nie selbstzufrieden werden. Der Verlust
ist sehr schmerzhaft – ähnlich einem Rückfall in die
Krankheit, der einen nicht überraschen darf. Es ist
leichter damit umzugehen, wenn man sich auf diesen
Verlust wie auf einen Rückfall vorbereitet, indem man
sich von vornherein mit dieser Möglichkeit auseinandersetzt.

KAPITEL 3

KARZINOGENE – TATSACHE ODER FIKTION?

Wie bereits ausgeführt, gehe ich – in Übereinstimmung mit Laurence LeShan – davon aus, daß die »Kern«ursache von Krebs das Bestreben ist, jemand zu sein, der man nicht ist. Demnach ist die Ursache hauptsächlich emotionaler Prägung. Dieser Versuch, etwas zu sein, was wir nicht sind, hat die tiefliegendste und stärkste Wirkung als Ursache von Krebs. Wie Elida Evans bereits 1926 in ihrem Buch feststellte, ist Krebs ein Wegweiser auf dem Lebensweg, der uns zu Veränderung und Wandel auffordert; der Wandel eines Menschen von jemandem, der sich bemüht, etwas zu sein, was er nicht ist, zu einer Öffnung hin zum eigenen wahren Wesen. Da man nicht weiß, wer man eigentlich ist, heißt es, sich in eine ganz neue Richtung zu bewegen, ohne diese Richtung zu kennen. Man muß sich öffnen und vertrauen, sich von der eigenen Lust und Intuition leiten lassen. Selbstverständlich gibt es andere, verstärkende Faktoren, denen unterschiedlich große Aufmerksamkeit zukommt.

Vor der industriellen Revolution traten Krebserkrankungen selten auf – wie auch Herzkrankheiten. Wir stehen jetzt vor der Frage, ob wir nunmehr karzinogene Substanzen im selben Maße produzieren wie wir Hoffnungslosigkeit erzeugen. Es ist nicht einfach, dieser Frage nachzugehen.

In den fünfziger Jahren hat Higginson zusammen mit einer ganzen Forschungsgruppe von der Weltgesundheitsorganisation die Aussage gewagt, daß Umweltfaktoren 80 % von Krebserkrankungen verursachen. Sie wußten aber schon damals, daß das so nicht stimmt. 1976 schrieb Higginson einen neuen Artikel, in dem er zugab, die damalige Gruppe habe übertrieben. Anhand von Tierversuchen wüßte man inzwischen, daß, wenn man Tiere derselben Menge an karzinogenen Substanzen, wie sie in der Umwelt unserer verschmutzten Städte vorhanden ist, und einer schlechten Ernährung aussetzt, man keinen bedeutenden Unterschied in ihrer Krebsanfälligkeit feststellen kann. Dennoch haben viele Krebsorganisationen sich solche Aussagen zu eigen gemacht. Sie setzen Panikmacherstrategien ein, um die Menschen dazu zu bewegen, die Umwelt zu schützen und zu verbessern. Dementsprechend sind viele Menschen in ihrer Sorge weniger von ihrem Entsetzen über den Zustand ihrer Umwelt als von Angst getrieben. Und darin liegt ein enormer Unterschied. Natürlich halte ich es für äußerst wichtig, daß wir unsere Umwelt in Ordnung bringen. Es scheint aber außerordentlich schwierig zu sein, Veränderungen durchzusetzen, die der normale Menschenverstand für selbstverständlich halten müßte, wenn man weiß, daß diese keinen nennenswerten Unterschied in bezug auf die Krebsanfälligkeit des Menschen bewirken.

Vieles deutet darauf hin, daß die Zunahme an Krebserkrankungen nicht auf die Zunahme an karzinogenen Substanzen in der Umwelt zurückzuführen ist. Wir dürfen deshalb keineswegs Karzinogene und auch andere Aspekte der Umweltverschmutzung verleugnen, denn sie spielen ebenfalls eine wichtige Rolle. Man muß aber verstehen lernen, daß die Mutlosigkeit, die man fühlt angesichts der Tatsache, daß man das Wasser nicht mehr trinken und die Luft nicht mehr atmen kann, die Lebensqualität und geistige Gesundheit weitgehend beeinträchtigen. Es gibt viele Krebsorganisationen, die den Menschen einen schlechten Dienst erwiesen haben, dadurch, daß sie Panikmachertaktiken eingesetzt haben. Sie haben nämlich nur Ängste und Mutlosigkeit geschürt und damit letztendlich die Krebsanfälligkeit vielleicht sogar erhöht. Ich gehe unbedingt davon aus, daß wir der Umwelt das höchste Maß an Aufmerksamkeit schenken müssen – aber nicht aus Angst vor Krebs, sondern aus einem Verantwortungsgefühl für unsere Planeten. Wenn wir aber angesichts der Umweltkrisen resignieren, uns in bezug auf unsere eigene Kultur mutlos fühlen, dann sind wir in der Tat anfällig.

Millionen von Dollar werden für die Erforschung der karzinogenen Wirkungen von Umweltfaktoren ausgegeben, beispielsweise für die Erfassung von Krebsraten in der Nähe von Kernreaktoren und dergleichen, aber ganz wenig wird dafür verwendet, um die grundlegenden emotionalen Ursachen zu untersuchen, die ich für soviel wichtiger halte als die physischen Faktoren.

Betrachten wir die Frage nach der genetischen Veranlagung. Selbstverständlich gibt es das, was wir genetische Veranlagung nennen, in bezug auf Krebs. Tiere weisen ebenfalls eine genetische Veranlagung auf, aber sie läßt sich auch beeinflussen. Riley hat uns das mit seinen Experimenten gezeigt. Nimmt man Mäuse, die genetisch besonders anfällig für Brustkrebs sind, und setzt sie unter Streß, so entwickeln sie eine weitaus höhere Todesrate als andere Mäuse. Wenn man aber dieselben anfälligen Mäuse einer angenehmen, verhältnismäßig streßfreien Umwelt aussetzt, ist die Krebsrate erheblich niedriger. Genetische Veranlagung wird in ihrer Auswirkung wesentlich von emotionalen Faktoren beeinflußt, wie auch von der Erwartungshaltung des Menschen. Wenn zum Beispiel Vater und Mutter an Krebs gestorben sind, ist es naheliegend, daß man Angst davor hat, selbst an Krebs zu erkranken. Genau diese Angst kann die genetische Veranlagung dahingehend verstärken, daß eine Krebserkrankung tatsächlich eintritt. In diesem Fall können wir sagen, daß sich die genetische Veranlagung durch die emotionale Veranlagung negativ verstärkt.

Das Rauchen wird fälschlicherweise als Ursache für Krebserkrankungen angesehen. Nur verzweifelte Raucher (allerdings sind die meisten Kettenraucher wohl ziemlich verzweifelt) sind anfällig für Krebs. Bei den wenigen glücklichen Kettenrauchern, die es gibt, ist die Zahl der Krebserkrankungen nicht höher als in der restlichen Bevölkerung. Kissen hat hervorragende Arbeit geleistet, bei der er die Persönlichkeit mit dem Auftreten von Lungenkrebs korrelierte und zu dem Ergebnis kam, daß Lungenkrebs weitaus mehr mit Persönlichkeitsfaktoren zu tun hatte als mit der Menge, die jemand raucht. Selbstverständlich hat er das Rauchen nicht gutgeheißen, denn es ist in jedem Fall ungesund. Es ist aber schlichtweg falsch, wenn behauptet wird, 80 % aller Lungenkrebserkrankungen seien auf das Rauchen zurückzuführen. Als er die Ergebnisse seiner Forschung veröffentlichte, erhielt Kissen eine sehr negative Reaktion. Er war ein angesehener Chirurg aus Glasgow, wurde aber derart lächerlich gemacht wegen dieser Arbeit, daß er kurz nach ihrer Veröffentlichung an einem Herzinfarkt starb. Laurence LeShan meinte dazu, er sei an gebrochenem Herzen gestorben.

Es ist sehr wichtig, daß wir diese anderen krebserregenden Faktoren nicht mißachten. Es gibt viele Gründe, weshalb man besser nicht in der Nähe eines Kernreaktors leben sollte, wovon der wichtigste nicht unbedingt das Risiko ist, an Krebs zu erkranken. In der Nähe eines solchen Reaktors kann der Mensch einfach nicht gedeihen, was sehr viel über seinen Versuch, jemand zu sein, der er nicht ist, aussagt.

Sowohl in der Gesamtbevölkerung als auch innerhalb der heilenden Berufe vollzieht sich ein tiefgreifender Wandel. Zwar wirkt sich dies noch kaum auf den höheren Ebenen aus, denn diese sind hauptsächlich von politischen Rücksichten bestimmt. Und politische oder finanzielle Rücksichten sind immer die größten Hindernisse jeglichen Wandels.

Vor siebzehn Jahren, als ich mit dieser Arbeit begann, habe ich die gesamte internationale Fachliteratur zum Thema studiert. Es gab vielleicht zweihundert oder zweihundertfünfzig Artikel über die Interaktion zwischen Körper und Geist im Zusammenhang mit Krebs. Jetzt sind es weit über fünftausend, und sie werden immer schneller veröffentlicht. Ich bin von dieser Flut überwältigt und kann nicht mehr auf dem laufenden bleiben in bezug auf die Neuveröffentlichungen auf diesem Gebiet. Ich bemühe mich nicht einmal mehr darum, begrüße aber diese Entwicklung sehr. Vor siebzehn Jahren war alles neu für mich. Es besteht für mich gar kein Zweifel, daß wir uns in die richtige Richtung bewegen. Es kann wohl kaum mehr in Frage gestellt werden, daß unsere Emotionen unsere Gesundheit maßgeblich beeinflussen. Die Suche gilt jetzt den besten Methoden und dem richtigen Ansatz, mit Krebs innerhalb einer gegebenen Kultur umzugehen. Die Behandlungsmethode muß überprüft werden und auf den jeweiligen Patienten abgestimmt werden.

Die Freisetzung von Emotionen um ihrer selbst willen – wie dies in manchen psychotherapeutischen Ansätzen praktiziert wird – ist sinnlos und kann sogar für jemanden, der ohnehin schon an Krebs leidet, gefährlich sein. Die Freisetzung von Emotionen muß einem klaren Zweck dienen und in das Leben des Betroffenen so integriert werden, daß er sich selbst und die eigenen Gefühle voll akzeptieren und dazu stehen kann. Gefühle, die ohne Kontext und in eine Leere hinein ausgedrückt werden, können allerlei Prozesse auslösen, mit denen der Betroffene nicht fertig werden kann. Wenn man zum Beispiel Wut zum Ausdruck bringt, obwohl man vom kulturellen Hintergrund her den Umgang mit Wut nie gelernt hat, kann man sich von den Menschen, deren Beistand man braucht, entfernen, was furchtbare Angst verursacht.

Solche chronische Angstzustände sind darauf zurückzuführen, daß man in einen Prozeß geraten ist, ohne den notwendigen Beistand dafür zu haben, und ohne daß er ein integrierter, evolutionärer Prozeß wäre. Der Prozeß muß dem Lernen und dem Wachstum dienen. Sonst ist er kontraproduktiv, ganz gleich, ob man krank ist oder nicht.

KAPITEL 4

DIE SUCHE NACH DER INNEREN WEISHEIT

Wer bin ich, den Weg eines anderen zu beurteilen? »An ihren Früchten werdet Ihr sie erkennen.« Sind sie glücklich? Blühen sie? Wenn jemand krank ist, stellen sich mir sofort allerlei Fragen zu ihrem oder seinem Lebensweg. Es ist nicht meine Aufgabe, darüber Vermutungen anzustellen. Wenn sich aber jemand an mich wendet, um die Möglichkeiten für Veränderung zu erforschen, dann bin ich immer bereit, ihm oder ihr dabei zu helfen.

Wie wir im vorigen Kapitel festgestellt haben, kann man unendliche Mengen von Geld und Energie für eine verbesserte und gesündere äußere Umwelt einsetzen. Wieviel setzen wir aber für eine gesunde innere Umwelt ein? Es geht um ein Gleichgewicht zwischen äußerer und innerer Ökologie. Wir sollten zum Beispiel unseren Gedanken mindestens ebensoviel Aufmerksamkeit schenken wie unserem Essen. Ist man in einer inneren Harmonie mit dem eigenen Weg, lebt man automatisch gesünder. Und dies ist keine Frage von Prinzipien und Rigidität.

Die Richtung, die ich mit meiner Arbeit eingeschlagen habe – das wird auch sehr deutlich in dem Buch »Wieder gesund werden«, das 1978 erschienen ist –, ist stark beeinflußt durch meine Ex-Frau, Stephanie Matthews, die Psychologin ist. Ich bin Onkologe und habe auch die Absicht, Onkologe zu bleiben. Dennoch ist es angemessen, daß ich solche Methoden wie das therapeutische Gespräch und andere psychotherapeutische Ansätze benutze, um psychologische Probleme anzugehen. Deshalb muß man nicht formal Psychotherapeut sein. Wichtig ist doch wohl, daß man mit seiner Vorgehensweise die gewünschte Wirkung erzielt. Es sind aber immer qualifizierte Psychotherapeuten im Arbeitsteam dabei, deren Mitarbeit sehr hilfreich ist. Persönlich sehe ich mich nicht als Psychotherapeut, setze aber psychotherapeutische Techniken ein, um emotionale Fragen wirksam anzugehen, das heißt, um den Krankheitsverlauf zu beeinflussen. Allerdings sehe ich einige Fallen, wenn man ausschließlich in psychotherapeutischen Kategorien denkt. Mit der Tendenz, alles als psychotherapeutisches Problem zu sehen, entsteht eine Verengung, die immer auftritt, wenn man einen bestimmten Rahmen aufstellt und alle Elemente in diesen einen Rahmen hineinpressen will. Es ist zum Beispiel durchaus möglich, unsere Grundentscheidungen zu verändern, ohne daß wir die leiseste Ahnung davon haben, wann und wo wir die ursprüngliche Entscheidung getroffen haben. Es ist nicht unbedingt notwendig zu wissen, warum wir in Not sind, um aus der Not herauszukommen. Es sei denn, wir meinen, wir müßten unbedingt wissen, warum wir in Not sind, bevor wir aussteigen können. Viele Psychotherapeuten und psychotherapeutische Schulen hätten große Schwierigkeiten mit diesem Gedanken, andere würden ihn bestätigen.

Ich persönlich sehe den ganzen Prozeß lieber im Sinne eines Lehrens. Wirksames Lehren liegt mir mehr als Psychotherapie. Es ist gut, daß wir bestimmte Methoden und Werkzeuge aus der Psychotherapie haben, die wir im richtigen Augenblick anwenden können, aber sobald wir alles in diesem Sinne betrachten, wird es problematisch. Ich ziehe eine breitere Perspektive vor und behaupte: Wir lehren den Menschen Hilfe im Umgang mit seinem Krankheitsprozeß, und ein Teil besteht darin, ihm zu einem besseren Verständnis der eigenen Psyche zu verhelfen. Das ist ein Teil des Lernens, aber es ist nicht alles. Was wir betreiben heißt psychosoziale Onkologie. Wir befassen uns mit den psychologischen und sozialen Hintergründen der Krankheit Krebs, was streng genommen keine Psychotherapie ist. Jeder muß den Rahmen finden, mit dem er persönlich sich wohl fühlt. Laurence LeShan und Wolf Büntig arbeiten zum Beispiel beide ganz anders als ich und sind sehr erfolgreich dabei.

Hauptanliegen meiner Arbeit ist es, daß die Patienten lernen, ihre Aufmerksamkeit nach innen zu richten, um Antworten auf ihre Fragen zu erhalten. Sie sollen lernen, ihrer eigenen inneren und äußeren Weisheit zu vertrauen. Der Therapeut gibt Rückmeldungen und hilft den Patienten, offener zu werden für solche Rückmeldungen oder Feedbacks aus verschiedenen Quellen. Einzelsitzungen mit mir gehen in diese Richtung. Selbstverständlich ist die Art, wie ein Therapeut bzw. Begleiter seine Sitzungen gestaltet, einerseits durch seine eigene Persönlichkeit und seine Ausbildung und andererseits durch die Persönlichkeit und die spezifischen Probleme des Patienten geprägt.

KAPITEL 5

ENTSCHEIDUNGEN UND SCHRITTE

E s gibt mehrere Voraussetzungen dafür, daß man wieder gesund wird. Zum einen muß man die Entscheidung treffen, gesund zu werden. Viele Menschen entscheiden sich, ohne sich der Entscheidung jemals bewußt zu werden. Vielleicht ist es der Augenblick, in dem sie beschließen, einen Arzt zu konsultieren, oder der Entschluß, einige Veränderungen in ihrem Leben vorzunehmen. Je bewußter man diese Entscheidung treffen kann, desto gesünder ist es. Das klingt vielleicht ein wenig bizarr: Wenn man gerade gehört hat, daß man an unheilbarem Krebs leidet (das heißt schulmedizinisch als unheilbar definiert), so ist die Entscheidung, wieder gesund zu werden, anscheinend paradox. Dennoch ist diese Entscheidung von der allergrößten Wichtigkeit.

Zum anderen muß man sich für das, was man in Wirklichkeit ist, öffnen. Auch dafür ist eine Entscheidung notwendig.

Diese Entscheidungen beinhalten eine Vielzahl von Implikationen. Zunächst muß man sich mit der Annahme anfreunden, daß all die Dinge, die man tun muß, um gesund zu werden, mit der ureigenen Integrität vereinbar sind und einem – und der Umgebung – gut tun werden. Es ist für sich selbst und für das ganze Universum gut, wenn man wieder gesund werde.

Man muß bereit sein, sich bewußt für das, was man in Wirklichkeit ist, und für die eigene Vergangenheit, so wie sie wirklich war, zu öffnen. Die meisten Menschen leben ihr ganzes Leben, ohne sich mit dieser Frage überhaupt jemals auseinanderzusetzen. Auf dem Weg zum Gesundwerden ist dies ein wichtiger zweiter Schritt.

Wenn man diesen Schritt tut, fängt man gleichzeitig an, mit der eigenen inneren Weisheit, aber auch mit der Weisheit des ganzen Universums in Kontakt zu treten. Wenn man den Prozeß respektiert und akzeptiert, der in Gang gekommen ist, findet man allmählich zu einer eigenen Methode, gesund zu werden; einer Methode, die auf einer Harmonie zwischen der inneren und äußeren Weisheit beruht. Die wesentlichsten Faktoren auf dem Weg zum Gesundwerden sind diese Harmonie zwischen innerer und äußerer Weisheit, Vertrauen und eine positive Erwartung. Wenn diese vorhanden sind, kommen Gedanken und Bilder vom Gesundwerden fast wie von selbst – das hängt mit der positiven Erwartungshaltung, der Begeisterung und den gesunden Beschäftigungen zusammen.

Wenn jemand zu mir kommt, nehme ich lediglich an, daß sie oder er die Entscheidung getroffen hat, zu mir zu kommen. Weiter gehe ich nicht. Möglicherweise war dies das letzte, was er (oder sie) tun mußte, um sterben zu können. Damit kann man beweisen, daß man alles versucht hat und alles mißlungen ist. Es gibt relativ viele Menschen, die deshalb zu mir kommen. Dann gibt es diejenigen, die deshalb kommen, weil der Ehepartner oder die Familie darauf bestehen.

Oder sie kommen, weil sie das Gefühl haben, es tun zu sollen. »Ich habe mein Leben nach solchen Grundsätzen gelebt, so daß ich das eigentlich auch noch tun muß.«

Manche Menschen sind offenbar in der Lage, die Krise einer unheilbaren Krankheit zu bewältigen, indem sie sich und ihre Lebensweise so verändern, daß die Krankheit überflüssig wird. Andere können das nicht allein erreichen. Dafür haben wir das Programm entwickelt, um solchen Menschen zu helfen, ebenfalls diesen Prozeß zu absolvieren, obwohl sie nicht von Natur aus oder zu diesem Zeitpunkt die Voraussetzungen dafür haben. Wenn man die japanische Studie über spontane Remissionen aus dem Jahre 1978 betrachtet, ist die wichtigste Aussage die, daß spontane Remissionen häufig bei Menschen auftreten, die die Krebsdiagnose als Ausgangspunkt für eine grundlegende Umstrukturierung in ihrem Leben nutzen. Die Parallelen sind augenscheinlich. Wir wollen Menschen, die eine Krebsdiagnose erfahren haben, helfen, ihr Leben so umzustrukturieren, daß eine spontane Remission eintreten wird. Ich sehe diese Hilfe als eine Interaktion, bei der ich einen solchen Menschen unterstütze, während er sich diesem Prozeß der Öffnung für das ureigene Wesen, für die wahre Natur seiner Mitmenschen und der Natur anzuvertrauen lernt. Die Hilfe besteht auch darin, ihn mit der Weisheit des Lebens in Kontakt zu bringen. Wie soll man mit der Ungewißheit des Nichtwissens, das Teil des Lebens selbst ist, leben und gedeihen? Wir müssen damit leben, daß wir vieles nicht wissen, auch ganz zentrale Dinge: Ich weiß zum Beispiel nicht, was mein Wesen ist, ich habe höchstens Vorstellungen davon. Ich kenne das Wesen des Universums nicht, aber ich hege gewisse Vorstellungen und Überzeugungen, die wiederum meine Gesundheit und alle Aspekte meines Lebens beeinflussen. Wie kann ich mit so viel Ungewißheit leben und gedeihen, und wie soll ich das notwendige Vertrauen entwickeln? Unbewußt haben wir Vorstellungen darüber, wer wir sind. Dann geschieht etwas, und das Bild verändert sich. Unser Verständnis und unser Bewußtsein befinden sich in einem permanenten Zustand des Wandels. Es ist eine ausgesprochene Torheit zu glauben, daß wir so etwas wie eine endgültige Einsicht haben können. Wir können lediglich immer neue Schichten der Wahrheit aufdecken.

Nimmt man also an, man hätte eine endgültige Antwort auf irgendeine Frage gefunden, so begeht man eine Torheit und gefährdet die eigene Gesundheit. Denn mit dieser Annahme verschließt man sich weiterem Wachstum und Lernen und kann sich nicht mehr entfalten, und gerade dieser Prozeß des Entfaltens ist Gesundheit. Wenn wir den Punkt erreichen, an dem wir das sind, was wir sind, haben wir aufgehört zu werden. Dann können wir auch nichts mehr werden, denn wir haben diesen Prozeß durch unsere eigenen Vorstellungen aufgehalten. Der Tod ist auch ein Teil des Werdens.

Man kann niemandem seine Entscheidungen abnehmen, man kann einem anderen nur helfen zu lernen, die eigenen Entscheidungen zu treffen und dafür Sorge tragen, daß diese in einem gesunden Sinne getroffen werden und nicht aus einem Gefühl heraus, etwas zu sollen oder zu müssen. Ein Ziel muß es dabei sein, den Prozeß so zu unterstützen, daß der Patient das Gefühl hat, »geführt« zu werden, was ihm Trost und Sicherheit vermittelt. Oftmals ist es sehr schwierig für Krebspatienten, in diese Richtung zu gehen, denn häufig lehnen sie die Verantwortung für sich selbst und ihre Krankheit ab. Verantwortlichkeit setzen sie oftmals gleich mit Schuld. Ihre Logik sagt ihnen, daß mit ihnen etwas nicht in Ordnung sein kann, sonst wären sie nicht krank geworden. Es ist sehr schwierig, damit umzugehen. Denn man muß versuchen, sie dazu zu bringen, viel differenzierter wahrzunehmen und die Krankheit als Teil der inneren Führung zu sehen. Ein Patient hat einmal gesagt: »Die Krankheit ist mein Wecker. Ich bin dadurch aufgewacht.« Aber viele Menschen fühlen sich schuldig dafür, daß sie krank geworden sind, zum Beispiel, weil sie nicht den richtigen Lebensstil hatten. Dann erwarten sie, daß man ihnen den richtigen Lebensstil liefert. Oder sie erleben den Krebs als Strafe für etwas, was sie in der Vergangenheit getan haben, etwa dafür, daß sie keine guten Eltern waren. Es kommt immer auf ihr Moralsystem an, weshalb sie sich als bestraft empfinden.

Für die Menschen, die zu uns kommen, versuchen wir in erster Linie eine Atmosphäre und Umgebung zu schaffen, in der sie sich möglichst sicher, wohl und beschützt fühlen. Dann versuchen wir, ihnen einige mögliche Einstellungen zum Leben, zur Gesundheit und zur Krankheit so darzulegen, daß sie wahrnehmen können, daß es Alternativen und Entscheidungen in diesem Bereich gibt. So wird es ihnen vielleicht

auch klar, daß sie bereits viele Alternativen hatten
und Entscheidungen getroffen haben, die zu der der-
zeitigen Situation geführt haben. Aber auch, daß sie
zusätzliche Alternativen und Wahlmöglichkeiten
haben, die entsprechende Ergebnisse herbeiführen
könnten.

Mein Anliegen in dem Programm ist es, ihnen Ein-
blick in diese Wahlmöglichkeiten zu vermitteln, Unterstützung bei den Versuchen, sie zu verwirklichen
und einen Leitfaden für deren weitere Verwirklichung im Alltag zu geben.

Anders als in manchen therapeutischen Ansätzen
ist es nicht nur nicht sinnvoll, den Patienten in die
ganze Hoffnungslosigkeit und Ausweglosigkeit der
gegenwärtigen Situation eintauchen zu lassen, es
kann sogar Schaden anrichten. Dafür hat man als unheilbar Kranker weder Zeit noch Energie. Es kann nur
angemessen sein, daß sich jemand mit der ganzen
Mutlosigkeit auseinandersetzt, wenn das sein oder
ihr ausdrücklicher Wille ist. In dem Falle unterstützt
man sie oder ihn darin als Teil des Heilungsprozes-
ses. Aber es muß ihr Wille und Teil ihres Weges sein.
Für die meisten Menschen, besonders wenn sie krank
sind, ist das nicht der Fall. Für sie ist es wichtig, ihre
Energie und ihre Zeit darauf zu verwenden, erhebende Dinge zu tun und sich nach vorne zu orientieren. Alle Problembereiche sind ohnehin in Hoffnungslosigkeit gehüllt. Für diese Menschen ist es
wichtig, sich den Dingen zu widmen, die ihr Leben
reicher, interessanter, voller machen könnten. Die
Probleme in ihrem Leben haben schon so viel von
ihrer Energie verzehrt und dementsprechend ihre

Richtung bestimmt, daß sie mutlos und sogar ster-
benskrank geworden sind.

Es ist an der Zeit, daß sie eine neue Sicht der Dinge
finden und sich ganz anderen Beschäftigungen als
bisher widmen.

KAPITEL 6

DAS PROGRAMM:
KONZEPT UND ABLAUF

B evor sie zu uns kommen, bitten wir alle Patienten, mein Buch »Wieder gesund werden« und das Buch von Bernhard Segal*** zu lesen. Ferner haben sie zu diesem Zeitpunkt bereits begonnen, Kassetten über Meditationspraxis zu hören. Wenn sie dann am Sonntagabend bei uns eintreffen, erhalten sie zunächst eine Fülle von Informationen.

Wir sagen ihnen, daß das wichtigste ihre eigene Einstellung ist; daß wir uns wünschen, daß sie sich der kommenden Woche mit einer wachen, lebendigen Neugier nähern, die vorhandene Vorurteile aufzubrechen helfen kann. Denn jeder Mensch hat seine Vorurteile. Und wir bitten sie, der Woche mit einer positiven Erwartung entgegenzusehen. Wir bitten sie um ihre Zusammenarbeit, aber auf ihre eigene Weise: d. h. wir verlangen Kooperation gekoppelt mit unerbittlicher Eigenständigkeit. Dies alles wird ihnen am Sonntagabend mitgeteilt.

Wir beginnen am Montagmorgen mit einem Überblick über die ganze Woche. Ich erkläre den genauen Ablauf der Woche. Anschließend trifft sich jeder in der Gruppe zu einer Einzelsitzung mit einem Therapeuten, den er oder sie am Anfang, in der Mitte und am Ende der Woche sehen wird. Diese erste Sitzung dient hauptsächlich dazu, die Erwartungen in bezug auf die Woche zu ergründen – vor allem auch zu sehen, ob sie realistisch sind. Auf diese Weise fängt man an, mit dem Patienten vertraut zu werden.

Am Montagnachmittag konzentrieren wir unsere Aufmerksamkeit auf innere Bilder und auf den Einfluß, den unsere Gedanken und Emotionen auf unseren Körper und sein Funktionieren ausüben. Es ist wünschenswert, daß wir stärkere, positive Bilder von Gesundheit und Heilung wahrzunehmen beginnen und unsere Aufmerksamkeit auf unsere eigenen Gefühle im Hinblick auf diese Bilder lenken. Nicht die Bilder an sich sind wichtig, sondern die Begeisterung, die Gefühle, die diese in uns auslösen. Die Patienten werden dazu aufgefordert, eine Zeichnung von ihren inneren Bildern anzufertigen und darüber zu sprechen, damit wir ihre Gefühle, Vorstellungen und inneren Einstellungen kennenlernen können. Etwa zu diesem Zeitpunkt beginnen wir darauf hinzuweisen, daß verborgene Wut und andere unterdrückte Emotionen unsere Gesundheit beeinträchtigen können. Wir bitten sie, von jetzt an eine Vorwurfsliste anzufertigen, mit allen Vorwürfen, die sie anderen Menschen in ihrem Leben machen. Damit ist die Möglichkeit gegeben, Vergebung zu üben. Wenn wir vergeben, räumen wir der Liebe ein Hindernis aus dem Weg, das wir alle in verschiedenem Maße kennen. Hierfür geben wir den Patienten praktische Übungen an die Hand.

Am Dienstagvormittag fangen wir an, einen »Zweijahresgesundheitsplan« auszuarbeiten. Wir besprechen, was der Betroffene während der letzten sechs Monate gemacht hat, damit er auf diesem Fundament aufbauen kann. In kleinen und realisierbaren Schritten, denn anhand der gesetzten Ziele sollen sie selbst feststellen können: »Wenn ich die Energie habe, diese Dinge zu tun, heißt es, daß ich wirklich daran arbeite, gesund zu werden. Wenn ich aber nicht genug Energie dafür habe, dann sagt das vieles darüber aus, daß ich nicht wirklich gesund werden will.« Es ist sinnlos, so hohe Ziele zu setzen, daß der Patient bei dem Versuch, sie zu erreichen, zusammenbrechen könnte. Ferner müssen sie möglichst konkret und meßbar sein. Wir setzen diese Ziele, indem wir alle Lebensaktivitäten in sechs Kategorien unterteilen:

– Spiel und Erholung
– soziale Aktivitäten und Unterstützung
– Meditation, Denken
– Sinn der Arbeit
– Lebensrolle
– Beziehungen, Familie.

Diese werden nach Prioritäten eingeteilt und bilden die Grundlage für den Plan. Es geht nicht darum, daß der Patient das tut, was er meint tun zu sollen – das hat er in der Regel ohnehin schon immer getan. Es geht darum, herauszufinden, wo er bislang seine Energien am produktivsten eingesetzt hat und diese Richtung weiterzuverfolgen, oder auch neue Gebiete zu erobern.

Dienstagnachmittag diskutieren wir Ernährung, Streß, und vor allem auch, welche Vorteile das Kranksein bringen kann und wie diese Faktoren unsere Gesundheit und Lebensmuster beeinflussen.

Mittwochvormittag befassen wir uns mit dem Thema Beistand. Angehörige können erfahren, wie man einen Krebskranken in seinem Prozeß sinnvoll unterstützen kann. Es werden verschiedene Arten von Kommunikation erprobt. Sehr wichtig auch ist die Analyse des Retter/Opferspiels, das in den meisten Familien abläuft, in denen es Krankheit gibt. Hier gilt es, das Spiel aufzulösen und sich mit der Entscheidung, gesund zu werden, zu befassen.

Mittwochnachmittag geht es um Hoffnung, Vertrauen und Lebenssinn. Wir überlegen uns, wie die Einstellung zur Natur die eigene Gesundheit beeinflussen kann, wie sich die Vorstellungen vom Universum auf die Gesundheit auswirken und wie die Beziehung zu sich selbst und zu allem anderen die Gesundheit bestimmt. Es wird allmählich klar, daß unsere Vorstellungen von und Einstellungen zu all diesen Dingen, über die wir keine Erkenntnisse haben können, alle Aspekte unseres Lebens beeinflussen. Dementsprechend ist es wichtig, daß wir darauf achten, daß unsere Vorstellungen und Einstellungen in eine gesunde Richtung tendieren.

Am Donnerstagmorgen setzen wir uns mit dem Tod, unseren Vorstellungen von Tod und Wiedergeburt und deren Einfluß auf unser Leben auseinander. Wir überlegen zusammen, welche gesündere Vorstellungen wir in bezug auf Krankheit und Tod haben könnten.

Donnerstagnachmittag arbeiten wir weiter an dem Zweijahresgesundheitsplan und Veränderungsmöglichkeiten in unserem Leben.

Freitagvormittag befassen wir uns mit den Möglichkeiten, die man im persönlichen Umfeld zuhause finden kann. Wie ist es möglich, die Dinge, die man im

Programm lernt, daheim in die Tat umzusetzen? Hier geht es auch um sehr praktische Dinge, zum Beispiel die Verwirklichung von Programmzielen, wie Sport betreiben, weniger arbeiten etc. Oder daß man jemanden aufsucht – ob aus dem Verwandten- oder Freundeskreis oder einen professionellen Helfer (Psychotherapeut, Geistlicher, Sozialarbeiter) –, mit dem man gut über seine Erfahrungen und Gefühle sprechen kann.

Am Freitagnachmittag schließen wir damit ab, daß wir noch offenstehende Fragen aufgreifen und zu beantworten versuchen. Es findet ein Abschlußinterview statt, bei dem der Zweijahresgesundheitsplan und seine Durchführung durchgesprochen werden.

In einem ritualisierten Prozeß nehmen wir voneinander Abschied und fahren nach Hause. So sieht das Wochenprogramm in groben Zügen aus.

Fortlaufende und weiterführende Arbeit ist dann natürlich wünschenswert. Wir haben es früher angeboten und werden es vielleicht wieder in der Zukunft anbieten. Letztendlich ist aber jeder Mensch mit seinem eigenen Prozeß allein. Wenn ich inhaltlich mehr zu bieten hätte, würde ich es selbstverständlich tun. Manche Patienten wiederholen das Programm, denn man lernt verschiedene Dinge zu verschiedenen Zeiten.

Um Hilfe zu bitten, sich der Hilfe anderer zu öffnen, ist eine Grundbedingung für das Gesundwerden. Wenn wir uns im Programm mit der Entscheidung, gesund zu werden, befassen, ist ein zentraler Punkt die Fähigkeit und Bereitschaft, andere um Hilfe zu bitten und sich dieser Hilfe zu öffnen. Alle Patienten werden aufgefordert, Hilfe und Unterstützung bei ihrem Prozeß zu suchen, so daß sie den Weg zum Gesundwerden, für den sie sich entschieden haben, mit einer positiven Erwartung und mit Engagement verfolgen können. Sich zu erlauben, Hilfe zu suchen und zu empfangen, ist ein wesentlicher Schritt im Prozeß selbst.

KAPITEL 7

Visualisierungs-Meditation

Als ich nur mit meinem klassischen medizinischen Hintergrund ausgerüstet diese Arbeit begann, wußte ich weder, was Meditation, noch was Hypnose ist. Mein Wissen in diesem Bereich stammte aus der Motivationspsychologie (meine Ex-Frau Stephanie Matthews-Simonton war hauptsächlich auf Motivationspsychologie spezialisiert), insbesondere aus zwei Büchern: Maxwell Maltz »Erfolg kommt nicht von ungefähr: Psychokybernetik« und Napoleon Hill »Denke nach und werde reich«. In diesen beiden Werken ging es darum, daß Menschen dazu aufgefordert wurden, sich das, was sie sich wünschten, bildlich vorzustellen. Die Begriffe, die dafür verwendet wurden, waren hauptsächlich: innere Bilder und Visualisierung. Später kam ich mit Meditationstechniken in Kontakt und befaßte mich sowohl damit, als auch mit Hypnose und Hypnotherapie.

Ich mußte zwangsläufig die Arbeit mit der Visualisierungsmethode beginnen, denn ich verfügte über gar kein anderes Werkzeug. Es ging mir von Anfang an darum herauszufinden, wie es möglich ist, die tiefliegenden, gewohnten Einstellungen eines Menschen zu verändern. Man kann eine Veränderung herbeiführen, indem man ganz intensiv an das denkt, was man erreichen will.

Man setzt die ganze geistige Kraft dazu ein, um an das Erwünschte zu denken. Da ich keine andere Methode hatte, habe ich natürlich die Bedeutung der Visualisierung sehr stark betont.

An der maßgeblichen Rolle unserer Art zu denken und unseren Gedanken selbst, hat sich auch nichts geändert, so daß Meditation, Visualisierung und innere Bilder immer noch wesentliche Bestandteile unserer Arbeit sind. Nur ist die Palette der Methoden inzwischen größer geworden. Zentral bleibt der Einfluß unserer Gedanken und Gefühle auf unsere Gesundheit. Die Visualisierung bleibt dementsprechend ein zentrales Werkzeug, ist aber nicht mehr das einzige.

Wichtiger noch als der Inhalt der Visualisierung selbst ist das Maß an Intensität und Engagement, mit dem die Meditation praktiziert wird. Die Begeisterung, die ein Mensch für das, was er oder sie gerade tut (zum Beispiel die Meditation) und dementsprechend für sein oder ihr ganzes Leben empfindet, ist von der allergrößten Wichtigkeit.

Die Entspannungs- und Visualisierungsübung

1. Ziehe dich in ein stilles Zimmer mit gedämpftem Licht zurück. Schließe die Tür. Mach es dir auf einem Stuhl oder in einem Sessel bequem. Achte darauf, daß beide Fußsohlen ganz den Boden berühren. Schließe die Augen.
2. Rufe dir ins Bewußtsein, daß du atmest.
3. Atme ein paarmal tief ein, und jedesmal, wenn du ausatmest, sprich im Stillen das Wort »entspanne«.
4. Konzentriere dich auf dein Gesicht und spüre die

Spannung im Gesicht und um die Augen. Stelle dir diese Spannung bildlich vor – als Seil mit einem Knoten oder als geballte Faust –, und dann stelle dir weiter bildlich vor, wie sie lockerer und lockerer wird, bis sie einem schlaffen Gummiband oder einem leeren Handschuh gleicht.

5. Fühle, wie sich dein Gesicht und deine Augen entspannen. Fühle, wie die Entspannung sich wie eine Welle über deinen Körper ausbreitet.

6. Presse die Augenlider fest aufeinander und spanne dabei deine Gesichtsmuskeln. Nun entspanne sie wieder. Jetzt spüre, wie sich die Entspannung deinem ganzen Körper mitteilt.

7. Nun gleite langsam Stück für Stück deinen Körper entlang – Kiefer, Hals, Schultern, Rücken, Ober- und Unterarme, Hände, Brust, Bauch, Unterleib, Oberschenkel, Waden, Füße –, bis jeder Körperteil völlig entspannt ist. Stelle dir jedesmal die Spannung bildlich vor. Und stelle dir vor, wie sie sich langsam löst. Nun bist du entspannt.

8. Nun stelle dir vor, du befändest dich in einer schönen Gegend – wo immer es dir gefällt. Male dir in deiner Vorstellung die Farben, die Geräusche und die Beschaffenheit dieser Landschaft in allen Einzelheiten aus.

9. Stelle dir zwei, drei Minuten lang vor, wie du völlig gelöst an diesem schönen Ort verweilst.

10. Dann stelle dir den Krebs entweder in seiner wirklichen oder in einer symbolischen Gestalt vor. Denke daran, daß Tumore aus schwachen, ungeordneten Zellen bestehen. Erinnere dich daran, daß unser Körper im Laufe unseres Lebens

krebsige Zellen zu Tausenden zerstört. Während du dir den Krebs bildlich vorstellst, mache dir klar, daß dein körpereigenes Abwehrsystem seine natürliche, gesunde Funktionsfähigkeit zurückerhalten muß, wenn du genesen willst.

11. Wirst du zur Zeit gegen Krebs behandelt, so stelle dir vor, wie sich die Behandlung in deinem Körper auswirkt. Wirst du mit Strahlen behandelt, stelle dir einen Strahl aus Millionen von Energiekügelchen vor, der jede Zelle, der er begegnet, beschädigt. Normale Zellen können den Schaden reparieren, Krebszellen dagegen nicht, da sie schwach sind. (Dies ist eine der fundamentalen Fakten, auf denen die Strahlentherapie basiert.) Wirst du mit Chemotherapie behandelt, dann stelle dir vor, wie das Medikament in deinen Körper und deine Blutbahnen eindringt. Stelle dir vor, daß das Medikament wie ein Gift wirkt. Die normalen Zellen sind intelligent und stark und nehmen das Gift nicht so bereitwillig auf. Die Krebszelle dagegen ist schwach, und so ist es leicht, sie abzutöten. Sie nimmt das Gift auf, stirbt ab und wird aus dem Körper geschwemmt.

12. Stelle dir bildlich vor, wie sich deine weißen Blutkörperchen in jene Körperzone begeben, in der sich Krebs gebildet hat, wie sie die anomalen Zellen entdecken und zerstören – ein riesiges Heer von weißen Blutkörperchen. Sie sind sehr stark und angriffslustig, lebhaft und gewandt. Die Krebszellen können nichts gegen sie ausrichten. Die weißen Blutkörperchen gewinnen die Schlacht.

13. Stelle dir bildlich vor, wie der Krebs schrumpft. Sieh es vor dir, wie die abgestorbenen Zellen von den weißen Blutkörperchen fortgetragen und durch Leber und Nieren mit dem Urin und dem Stuhl aus dem Körper gespült werden.

14. Leidest du an irgendwelchen Schmerzen, dann stelle dir vor, wie das Heer der weißen Blutkörperchen an jene Stelle strömt und den Schmerz besänftigt. Welches Problem dir auch zusetzen mag, erteile deinem Körper den Befehl, sich selbst zu heilen. Stelle dir bildlich vor, wie dein Körper gesund wird.

15. Sieh dich selber von Leiden befreit, voll Energie und gesund.

16. Stelle dir bildlich vor, wie du deine Lebensziele erreichst, daß es deinen Familienangehörigen gut geht, daß sich die Beziehungen zu den Menschen vertiefen. Wenn du zwingende Gründe für deinen Wunsch hast, gesund zu werden, dann werden diese dir helfen, tatsächlich gesund zu werden. Nutze daher diese Minuten, um zu klären, was dir in deinem Leben wirklich wichtig ist.

17. Klopfe dir im Geist lobend für deine persönliche Mitarbeit bei deiner Heilung auf die Schulter. Stelle dir vor, wie du diese Übung dreimal täglich durchführst und dem Geschehen gegenüber bewußt und wachsam bleibst.

18. Lockere jetzt deine Augenlider und werde dir wieder bewußt, daß du dich in deinem Zimmer befindest.

19. Öffne die Augen. Du bist jetzt wieder bereit, deinen gewohnten Tätigkeiten nachzugehen.

Wenn man anschließend Zeichnungen von den inneren Bildern anfertigt, so weniger, um sie im Hinblick auf die Gründe, weshalb man sich in der gegenwärtigen Lage befindet oder um die Lage als solche zu analysieren, sondern vielmehr, um die Grundeinstellungen zum Leben besser verstehen zu lernen. Denn man kann davon ausgehen, daß die Art, wie wir unseren Krebs sehen und darstellen, unsere Grundeinstellung zu allen unseren Problemen symbolisiert. Die Vorstellungen, die wir von der Behandlung haben, haben mit unserer Einstellung in bezug auf jede Art von Hilfe zu tun. Wir müssen uns fragen: »Kann ich Hilfe annehmen?« Die Art, wie wir unsere weißen Blutkörperchen sehen, entspricht unserem Glauben an die Fähigkeiten des Körpers, sich selbst zu heilen.

Wir konzentrieren uns weniger auf den Ist-Zustand unserer Vorstellungen, obwohl wir natürlich die gegenwärtige Lage des Patienten immer einbeziehen und berücksichtigen; weitaus wichtiger ist die Überlegung, wie wir den Mut und positiven Glauben verstärken können. Wie kann man Vorschläge, Ideen und konkrete Hilfe von anderen akzeptieren, die dazu beitragen, die eigenen Probleme, die Behandlungsmethoden und – vor allem – das eigene Selbstheilungspotential auf positivere und das heißt gesündere Weise zu sehen?

Wenn jemand beispielsweise seinen Krebs als riesigen Felsbrocken darstellt und die Behandlung als winzige kleine Bürsten, die am Felsen herumputzen, oder als Chemikalie, die um den Felsen herumgespült wird, ohne daß die weißen Blutkörperchen überhaupt vorkommen, was bedeutet das? Einerseits sieht der Patient seinen Krebs als Felsbrocken, das heißt seine Probleme sind groß, hart, klar umrissen, schwer. Die Putzbürsten symbolisieren die Hilfe, die schwach und nutzlos ist. Was vermögen sie an dem Felsbrocken auszurichten? Der Patient stellt sich Hilfe und speziell seine Behandlung als gänzlich unwirksam vor. Und sein eigenes Selbstheilungspotential (weiße Blutkörperchen) existiert für ihn gar nicht.

Es könnte zu einer vollkommenen Verzweiflung führen, wenn wir die Bilder eines solchen Patienten in dieser Krankheit deuten wüden. Das Bild vermittelt den Eindruck eines ohnehin verzweifelten Menschen, der keinerlei Vertrauen in seine eigene Fähigkeit, seine Probleme zu lösen bzw. sein eigenes Leben zu leben, besitzt. Um die Verzweiflung und Mutlosigkeit dieses Menschen nicht noch zu verstärken, sucht man in seiner Art sich auszudrücken nach Anzeichen von Selbstvertrauen und Selbstachtung und arbeitet so, daß diese Ansätze zu Selbstvertrauen und Selbstachtung aufgebaut werden können. Gelingt dies, so erscheinen die weißen Blutkörperchen spontan in den Visualisierungsübungen. Viel hängt hier von der Empfindsamkeit des Unterstützers ab, aber das gehört zu dieser Form des Lehrens. Man muß ein Gespür dafür haben, wieviel Information man dem jeweiligen Patienten zumuten kann.

Kann man ihm offen sagen, daß er an seinem Selbstvertrauen und Selbstbild arbeiten muß, weil das sein zentrales Problem ist? Oder muß man es indirekt vermitteln, weil ihn, wenn er es direkt hört, sein ohnehin zerstörtes Selbstbild vollends zum Verzweifeln bringt. Unter diesen Umständen beginnt man, mit dem Patienten daran zu arbeiten, ohne ihm zu sagen, worum es genau geht. Um dies zu erreichen, müssen wir dem Patienten helfen, seine Bilder zu verändern. Wir manipulieren nicht direkt an den Bildern, sondern helfen ihm, die notwendigen Korrekturen selber vorzunehmen. Durch Vorschläge und Suggestion helfen wir ihm, Richtungen zu sehen und einzuschlagen, von denen wir glauben, daß sie für ihn förderlich sein werden. Den Weg muß man erspüren, es gibt keine Rezepte dafür.

Die veränderten Bilder bei der Visualisierung symbolisieren Veränderungen in der Einstellung, im Glauben. Wenn wir die Bilder verändern, geschehen Veränderungen – manchmal kathartische – in der Psyche, so daß wir auch unsere Grundeinstellungen verändern. Manchmal dauert es eine Weile, nachdem sich das Bild in der Visualisierung verändert hat, bevor die tiefergreifende Veränderung in unserer Einstellung zu wichtigen Lebensfragen geschieht. Meiner Ansicht nach kommt sie aber immer – mit unterschiedlicher Stärke. Und unsere Einstellungen zu Gesundheit und Krankheit sind wichtige Lebensfragen.

Wenn ich zurückblicke auf mein Buch »Wieder gesund werden« von 1978, an dem wir vier Jahre lang geschrieben haben, so hat sich an der Visualisierung als Methode nicht viel verändert. Heute gehe ich aber anders damit um, weniger aggressiv. Ich bin überhaupt weniger aggressiv als damals und unsere Arbeit spiegelt immer das, was wir gerade sind.

Die Art und Weise, wie die Patienten mit Meditation und Visualisierung umgehen, ist ebenfalls vielfältig. Ein Patient, mit dem ich eng befreundet bin, hatte sehr intensive, gewaltige Meditationen, die keinerlei Ähnlichkeit mit Trancezuständen hatten. Er wurde außerordentlich schnell wieder gesund. Seine Meditationen waren nach seinem Stil. Er war ein sehr aggressiver, stürmischer, ehrgeiziger Mensch. Wenn er aber an einem Biofeedbackgerät* angeschlossen war, schaffte er es immer, es in die unerwünschte Richtung zu lenken. Das ängstigte ihn sehr, denn er glaubte, darin den Beweis dafür zu sehen, daß er gar nicht gesund werden konnte.

Es gibt große Unterschiede von einem Menschen zum nächsten. Der wichtigste Faktor im Hinblick auf die Wirkung scheint die emotionale Einstellung zur jeweiligen Methode zu sein. Die wesentlichen Fragen lauten: »Glaube ich wirklich, daß dieses eine positive Wirkung auf mich hat?«, »Glaube ich, daß mir dies wirklich hilft, mein Leben zu verändern?«, und »Bin ich davon begeistert und aufgeregt?« Diese Begeisterung und Aufregung kann ganz leise oder ganz laut sein. Wichtig ist, daß Sehnsucht, Vorstellung und Erwartung zusammenkommen.

Mit Meditation kann man sich sogar ohne weiteres umbringen. Man braucht nur zwanghaft weiter zu meditieren, obwohl man ständig negative Gedanken hegt, obwohl man sich schon gar nicht mehr vorstellen kann, daß man jemals gesund wird. Keine Methode ist so gesund, daß man sich nicht damit umbringen könnte.

---

* Biofeedback: eine Technik, mittels eines Gerätes normalerweise unbewußte Körperfunktionen willentlich zu beeinflussen bzw. unter Kontrolle zu bringen.

KAPITEL 8

Angst – Chance zur Mut

Angst spielt in diesem gesamten Prozeß eine sehr wichtige Rolle. Ein Aspekt von Angst sind unsere negativen Phantasien, wobei wir unangenehme Folgen von Handlungen und unerwünschte Ereignisse projizieren. Das kann natürlich sehr lähmend sein, denn es bedarf eines ungeheuren Mutes, angesichts dieser Angst noch zu handeln. Denn schon das Handeln macht Angst, weil wir uns hunderttausend unangenehme Folgen der Handlung vorstellen. Negativ gesehen bringt die Angst Lähmung. Positiv gesehen gibt sie uns die Gelegenheit, Mut zu entwickeln und dadurch unser mutiges Selbst kennenzulernen. Wir können unsere Fähigkeit erfahren, auch in Situationen, die uns Angst machen, mutig zu sein.

Persönlich mache ich mir keine Illusionen darüber, daß ich Angst wirklich gut verstünde. Es ist ein etwas unheimliches Thema und ist eine der schwierigsten Emotionen, mit denen ich zu tun habe, sowohl für mich persönlich als auch für meine Patienten. Es fällt uns weitaus leichter, die ungesunden Aspekte der Angst zu verstehen als die gesunden. Gesund daran ist sicher die Fähigkeit, uns davor zu bewahren, daß wir uns zu schnell bewegen. Manchmal brauchen wir eine Bremse. Das wichtigste Mittel gegen Angst ist Vertrauen. Wenn ich merke, daß ich mir Sorgen mache – ich benutze hier viele verschiedene Begriffe für Angst, denn Sorgen sind zum Beispiel nichts anderes als geringfügige Angst – oder ich erschrecke, dann zwinge ich mich dazu, mich zu entspannen und mich der Hilfe, die mir das Universum bringt, zu öffnen. Um mich so öffnen zu können, muß ich mich in Vertrauen üben. Ich benutze meine Sorge oder Angst, um mich selbst zu zwingen, Vertrauen und Mut zu üben. Genauso wie man die Pathologie einer Krankheit benutzt, um eine gesunde Reaktion zu initiieren. Diese Methode wird in vielen Therapien demonstriert.

Eine andere, sehr wirksame Methode, die ich benutze, um große Angst oder starke Schmerzen aufzubrechen, ist das Bauchlachen. Es ist nicht so einfach, wenn man große Angst oder intensive Schmerzen hat, zu lachen, aber es ist möglich. Dieses Lachen muß wirklich aus dem Bauch kommen. Wenn meine Patienten damit einverstanden sind (und man muß einverstanden sein, denn es hat keinen Zweck, wenn ich für jemand anderen alleine lache), führe ich sie in das Lachen ein. Wir lachen zusammen und binnen kurzer Zeit spürt man, wie die Kraft des Lachens die übermächtige Angst auflöst. Mit der Auflösung der Angst verändert sich auch die Einstellung zur Angst. Durch Norman Cousins bin ich auf das Bauchlachen aufmerksam geworden. Er beschrieb seine Erfahrungen mit Bauchlachen, um Schmerzen aufzulösen. Nach dem Lachen war er bis zu zwei Stunden ohne Schmerzen. Mich hat diese Möglichkeit, mit dem Lachen als Instrument schwierige emotionale Zustände einfach aufzulösen, sofort fasziniert.

Wenn man zum Beispiel in einen Streit verwickelt ist und sich so verrannt hat, daß man nicht mehr in der Lage ist, die negativen Gefühle loszulassen, dann kann man versuchen, durch Bauchlachen aus dieser Sackgasse herauszukommen. Manchmal verfahre ich selbst so, wenn ich wütend bin, denn ich weiß aus Erfahrung, daß ich damit meine wütende Einstellung verändere. Selbstverständlich kann ich die Wut wieder heraufbeschwören, aber sie ist nicht mehr in der ursprünglichen, heftigen Form vorhanden.

Wenn man mit dem Bauchlachen beginnt, ist nur der Einstieg schwierig. Bald stellen sich komische Gedanken und Erinnerungen von selbst ein und man hält nicht länger an den negativen, mutlosen oder wütenden Gedanken fest. Die anderen Gedanken sind viel schöner und reizvoller und können rasch einen ganz anderen Zustand herbeiführen.

Voraussetzung ist aber, daß der Patient bereit ist, es zu versuchen. Wenn ein Patient in einer schwierigen Lage steckengeblieben ist, versuche ich häufig, ihn zum Bauchlachen zu animieren. Vielleicht ist er einverstanden, will es versuchen, glaubt aber nicht an die Wirksamkeit. Die Überraschung ist dann sehr groß, wenn er die angenehme, sofortige Wirkung verspürt. Man fängt schon an, sich gut zu fühlen, sobald man damit beginnt, und fühlt sich noch besser, wenn es zu Ende ist. Henry James hat einmal gesagt: »Wir sind glücklich, weil wir lachen, wir lachen nicht, weil wir glücklich sind.« Damit hat er eine sehr wichtige Einsicht zum Ausdruck gebracht: nämlich, daß das Lachen selbst unsere Einstellung verändert.

KAPITEL 9

Voraussetzungen für eine wirksame Arbeit mit Krebspatienten. Elemente eines Gesprächs mit Karin Fürsich, Initiatorin und Mitbegründerin des Regenbogenzentrums*

D ie absolute Grundvoraussetzung im Umgang mit Krebskranken ist, ihre Hoffnung in bezug auf Heilung, Leben, Erfüllung zu stärken. Die Fähigkeit dazu steht häufig in direktem Zusammenhang mit der Persönlichkeit und der Funktion desjenigen, der mit dem Patienten kommuniziert. Die Schulmedizin kennt zwei wesentliche Aussagen: einerseits wird eine *Diagnose* gestellt, die dem Patienten Klarheit über seinen gegenwärtigen körperlichen Zustand verschafft, andererseits stellt der Arzt auch häufig eine *Prognose,* das heißt eine Aussage auf der Basis der empirischen Erkenntnisse aus den Statistiken bzw. aus seiner eigenen praktischen Erfahrung bezüglich der Heilungs- bzw. Überlebenschancen des Patienten. Diese Aussage bezieht sich ausschließlich auf das Krankheitsbild, nicht jedoch auf die Lebensumstände und Persönlichkeit des Betroffenen.

Solche Prognosen haben ein Eigenleben. Sie sind in ihrer Beschränktheit und vor allem auch in ihrer Abhängigkeit von den persönlichen Tendenzen des jeweiligen Arztes alles andere als objektiv und können in ihren Wurzeln negativ sein. Ferner lösen sie unwei-

---

* für Adresse siehe Anhang

gerlich beim Patienten Reaktionen aus, die wiederum den Krankheitsverlauf beeinflussen bzw. Teil des Krankheitsbildes werden können. Jede Prognose kann also die Wirkung einer katastrophalen Prophezeiung haben.

Dem Patienten bleiben in der Regel zwei Reaktionsmöglichkeiten: Er kann resignieren, an die Prognose glauben (was auch meistens geschieht, denn sie entstammt einer für ihn glaubwürdigen Quelle: Wer, wenn nicht der Krebsspezialist, sollte sich auskennen?) und, um es kraß auszudrücken, »fristgerecht« sterben. Oder – eine weitaus seltenere Reaktion – er kann sich gegen die Prognose auflehnen.

Man kann behaupten, die Schulmedizin gehe sehr häufig von einer negativen Einstellung aus, nämlich von der Hoffnungslosigkeit. Sie kennt keine Methode, um Krebs zu heilen, sondern ist darauf ausgerichtet, die Symptome zu beseitigen, sei es durch chirurgische Eingriffe, Chemo- oder Strahlentherapie. Sie geht von einer möglichen *lebensverlängernden* Wirkung aus, ohne die *Qualität* dieses Lebens zu berücksichtigen. Sie kann aber auch die mannigfaltigen Ursachen der Krankheit nicht behandeln und heilen.

Diese liegen außerhalb des streng medizinischen Bereichs und werden erst allmählich und äußerst zögernd in die Arbeit von Ärzten und Kliniken mit Krebspatienten integriert.

Ferner hat der Schulmediziner in der Regel keinen Zugang zu Geheilten, das heißt zu der »positiven« Statistik. Denn nur kranke Menschen müssen behandelt werden, und der Arzt, der Krebskranke behandelt, befindet sich in einer Art Teufelskreis, aus der es auszusteigen gilt. Deshalb ist es wichtig, daß sich Krebspatienten an den Grundsatz halten, den Gerald G. Jampolsky so formuliert hat: »Tun Sie alles, was Ihr Arzt Ihnen rät, aber verinnerlichen Sie nichts, was irgendein Mensch Ihnen über die Grenzen Ihrer Zukunftschancen sagt.« Denn, ganz gleich wie eine Prognose sein mag, es gibt eine ganze Reihe von Menschen, die ähnliche Prognosen bereits entkräftet haben. Eben diese bilden die positive Statistik, die die Schulmedizin nicht kennt. Sie sind die Beispiele, an denen man sich orientieren und von denen man lernen kann.

Dieses ist das Grundprinzip sinnvoller Selbsthilfe- und Selbsterfahrungsgruppen. Es müssen Menschen dabei sein oder die Gruppe leiten, die ihre eigenen positiven Erfahrungen im Umgang mit ihrer Krankheit vermitteln können. Denn die Gruppenmitglieder brauchen Anregungen, wie sie sich mit ihrer Krankheit auseinandersetzen können und Vorschläge in bezug auf ihre Lebensführung, wie zum Beispiel das Rauchen, die Ernährung, den Umgang mit Streß und ihre Lebenseinstellung.

Im Regenbogenzentrum findet eine ständige, fortlaufende Gruppe statt, die für alle offen ist, die in Therapie sind oder waren. In dieser Gruppe ist die Art von Lernen an den positiven Beispielen anderer eminent wichtig.

Auch kann eine solche Gruppe eine weitere wichtige Voraussetzung für eine mögliche Heilung bieten: bedingungslose Liebe. Wie jede therapeutische Situation kann sie ein Ort sein, wo Menschen dafür sensibilisiert werden, daß Körperkontakt und Liebe ein

sehr wichtiges Heilmittel sind. Viele Krebskranke leiden an einem Mangel an Nähe, Zuwendung und
Zärtlichkeit. Häufig ist ihnen Körperkontakt im Sinne
einer reinen Zärtlichkeit völlig unbekannt.

Der rein medizinische Betrieb eines Krankenhau-
ses oder einer Arztpraxis läßt wenig oder gar keinen
Raum für solche Aspekte wie Wärme und Zuwendung, Zuhören, Verstehen, die den Grundstoff mögli-
cher Heilung bilden. Denn erst, wenn diese Defizite
ausgeglichen werden, wenn der Mensch sowohl
seine natürlichen Bedürfnisse nach Zuwendung und
Liebe zulassen kann und erfährt, daß diese auch er-
füllt werden, kann Heilung stattfinden. Es geht um
die Sehnsucht nach der bedingungslosen Liebe des
Akzeptiertwerdens, so, wie man ist, ohne Maske,
ohne diese Liebe schwer »verdienen« zu müssen.

Krebspatienten dafür zu sensibilisieren, muß eine
der Hauptaufgaben eines therapeutischen Prozesses
sein. Wichtig ist, daß sie verstehen lernen, das Leben
so zu gestalten, daß sie sich mit Menschen umgeben,
die bereit sind, ihnen Zuneigung und Zärtlichkeit zu
geben (zum Beispiel im Rahmen von Selbsterfahrungsgruppen und anderen therapeutischen Gruppen) und Aktivitäten nachgehen, die ihnen guttun.
Mit anderen Worten: sie müssen den Schritt aus der
für die krebsgefährdete Persönlichkeit typischen Pas-
sivität, bei der alles *mit einem* geschieht, heraus tun
hin zur Aktivität, bei der sie ihr Leben *selbst gestalten*
und verantworten. Problematisch dabei ist die Erkenntnis, daß man immer schon für das eigene Leben
Verantwortung getragen hat, sich also die Krankheit
als Weg ausgesucht hat. An diesem Punkt ist es wich-

tig, daß die Erkenntnis gewonnen wird, daß man jederzeit eine neue Wahl treffen kann, nämlich die Entscheidung fällen kann, gesund zu werden.

Die zentrale Frage in der Arbeit mit Schwerkranken ist die: »Willst du um *jeden* Preis gesund werden?« Dies beinhaltet bei manchen Patienten, daß sie unter Umständen die Familie verlassen oder ihren Beruf wechseln müssen. Es wird in jedem Fall Veränderung bedeuten – persönliche Veränderung, die meistens auch im konkreten, äußeren Leben ihren Ausdruck findet.

Manche Menschen verstehen ihre Krankheit als Warnsignal, als Wecker oder Sirene, die sie aus dem Tiefschlaf weckt und sie zwingt, mit ihrem Leben überhaupt richtig anzufangen. Ihnen ist nicht aufgefallen, daß sie bis zu dem Zeitpunkt ihrer Diagnose nicht wirklich gelebt haben. Erst angesichts der Krankheit und in der Konfrontation mit dem Tod beginnt für sie das Leben.

Für andere wiederum ist der Schritt, den sie tun müßten – zum Beispiel ihren Partner verlassen –, so sehr mit Angst besetzt, so undenkbar, daß sie buchstäblich lieber sterben. Ziel aller therapeutischen Arbeit mit Krebskranken muß die Begleitung sein. Denn gerade diejenigen, die sich gegen eine Veränderung in ihrem Leben sträuben, das heißt die wirklich sterben wollen, brauchen Unterstützung. Keiner hat das Recht, sie deswegen zu verurteilen oder ihnen das Gefühl zu vermitteln, sie hätten versagt. Wenn Sterbende eine liebevolle Atmosphäre und bewußte Begleitung erfahren können, wie sie von Elisabeth Kübler-Ross (siehe Literaturanhang) propagiert und praktiziert wird, so haben sie die Möglichkeit, in ihren letzten Tagen noch so viele intensive Erlebnisse zu haben, daß ihr Leben wirklich abgeschlossen ist und sie in Frieden sterben können. In *jedem* Fall kommt es aber darauf an, dem Patienten das Gefühl zu vermitteln, geliebt und angenommen zu werden, ganz gleich wie seine Entscheidung ausfällt. Gerade dieses Gefühl, so wie man ist und egal, was man tut, für jemand anderen wichtig zu sein, haben die meisten Patienten noch nie gekannt. Es darf nicht an die Bedingung geknüpft sein: »Ich liebe dich nur, wenn du auch gesund wirst«, denn damit tut man genau das, worunter der Patient oder die Patientin immer schon gelitten hat: Man wird nur geliebt, wenn man anständig, brav, pflegeleicht war und gute Noten heimgebracht hat. Gefordert ist hingegen bedingungslose Liebe, eine Liebe, die nichts will und die dem kranken Menschen Vertrauen entgegenbringt, das für ihn Richtige zu tun.

Die Situation in der Bundesrepublik unterscheidet sich schon strukturell von der in den USA, wo alle medizinische Betreuung auf privater Basis angeboten wird. Der Patient kann zum Arzt gehen und bezahlen oder zum Heilpraktiker oder Psychotherapeuten – und ebenfalls bezahlen. Er wird sorgfältig abwägen, wen er konsultiert und wie er am besten sein Geld investiert. In der Bundesrepublik hingegen werden von den gesetzlichen Krankenkassen nur der Arztbesuch und der Klinikaufenthalt bezahlt. Wenn man Monat für Monat viele Hunderte von Mark in eine Krankenkasse einbezahlt – und das über Jahre –, so will man auch dafür etwas haben. Auch sind die Maßnahmen, die ein Arzt seinen Patienten verordnen darf, durch die Krankenkassenbestimmungen genau definiert. Er kann es sich beispielsweise nicht leisten, allzu viel Zeit für therapeutische Gespräche und dergleichen zu nehmen.

Die Standardtherapien, die von den Kassen anerkannt werden, sind folgende: der chirurgische Eingriff, Strahlen- oder Chemotherapie. Ein Patient kann Glück haben und bei einem Klinikaufenthalt auf Ärzte oder anderes Pflegepersonal treffen, die sich Zeit nehmen, um mit ihm über seine Sorgen und Ängste zu sprechen.

Da aber in der Regel die Überbelastung und emotionale Überforderung den Alltag der Klinik prägen, wird dieser Teil eher vernachlässigt. Die Arbeit mit Krebskranken und Sterbenden, insbesondere mit jungen Menschen, stellt eine große Konfrontation mit der eigenen Sterblichkeit und den eigenen Ängsten vor dem Tod dar. Diese Auseinandersetzung scheuen viele Ärzte und Pfleger, und auch denjenigen, die bereit wären, sich damit auseinanderzusetzen, wird keine Gelegenheit geboten, sich im Rahmen von Fortbildungen auf die Arbeit vorzubereiten. Die wenigen angebotenen Seminare sind alle privater Natur, so daß die Teilnehmer sie selbst bezahlen und in ihrer Freizeit besuchen müssen. Eine weitere Schwierigkeit liegt darin, daß bei den offiziellen Beratungsstellen und -büros, die beispielsweise für AIDS-Kranke eingerichtet werden, zwar das Angebot kostenlos ist, aber die Atmosphäre häufig so trostlos ist, daß eine therapeutische Arbeit einfach unmöglich wird, weil die Umgebung mehr einschüchtert als dazu ermutigt, über intime Dinge zu sprechen.

Dennoch gibt es auch in der Bundesrepublik seit längerem einzelne Therapeuten und (meist private) Einrichtungen, wie die PsychoSomatische Initiative oder das Regenbogenzentrum (siehe Adressenanhang), die diese Art von Arbeit anbieten.

Das Regenbogenzentrum in Rosenheim ist ein Ort, an dem diese Grundsätze in der Praxis zur Entfaltung kommen. Dort wird versucht, eine Atmosphäre zu schaffen, in der Betroffene (insbesondere Krebskranke) und ihre Angehörigen sich wohlfühlen, in der sie Ansprache, Kontakt und menschliche (und fachlich kompetente) Betreuung finden können. Die unterschiedlichsten Bedürfnisse werden dort durch Intensivkurse, Gruppen- und Einzelbetreuung abgedeckt. Die Menschen, die im Regenbogenzentrum zusammenarbeiten, stammen aus vielen verschiedenen Fachgebieten, wie zum Beispiel Medizin, Heilpraxis, Psychologie, Theologie, Krankengymnastik usw. Alle sind von derselben Idee getragen: nämlich eine geeignete Atmosphäre zu schaffen, in der der Patient bereit ist, eine Mitverantwortung für seine Krankheit bzw. seine Heilung zu übernehmen. Das bedeutet, daß er aufhören muß, diese Verantwortung an Helfer zu delegieren. Hierin liegt der wesentliche Unterschied zu dem üblichen Verhältnis zwischen Patient und Arzt.

Es sollte die Aufgabe sein, Menschen dafür sensibel zu machen, daß Krankheiten nicht wie ein Blitz vom Himmel niederfahren und einen zufällig treffen, sondern daß sie eine Vorgeschichte haben und immer dann entstehen, wenn man schlecht mit sich umgegangen ist.

Man kann lernen, so zu leben, daß die eigenen körperlichen, seelischen und geistigen Bedürfnisse miteinander im Einklang stehen, womit die Krankheit überflüssig wird.

Die Methoden und Wege, die dahin führen, sind ebenso vielfältig wie die Bedürfnisse der Patienten. Manche Menschen brauchen lediglich einmal eine Intensivgruppe zu besuchen, andere wollen eine längere Einzelbetreuung. Das Angebot ist wie eine Speisekarte: Ein ausreichendes und vielfältiges Menü von Gruppenarbeit, Einzelbetreuung, Körperarbeit, Gesprächstherapie, Tanzen, Malen und anderen Ausdrucksformen wird angeboten und der Patient wird dazu animiert, sich das auszusuchen, was ihm gut tut bzw. auszuprobieren, ob es ihm gut tut und zu beobachten, welche Veränderungen stattfinden. Auf lange Sicht möchte das Regenbogenzentrum das volle Simonton-Programm anbieten. Dieses Programm in der Art und Weise durchzuführen, wie es Carl Simonton in Kalifornien tut, ist jedoch sehr kostspielig, weil man eine Vielzahl guter, erfahrener Therapeuten braucht. Es gibt erste Ansätze, daß Elemente der Simonton-Arbeit, wie sie in verschiedenen karitativen und halbstaatlichen Einrichtungen angeboten werden, immer stärkeren Anklang finden, aber es ist noch ein weiter Weg bis zur Anerkennung solcher Einrichtungen als begleitende Maßnahme bei der Behandlung von Krebskranken bzw. bis hin zur Einsicht, daß diese wirklich Heilstätten sein können.

Hierzu ist ein völliges Umdenken notwendig. Man

stelle sich einmal vor, wie es wäre: ein Krankenhaus, in dem man dem Patienten sagt: »Ich glaube an Sie und ich vertraue darauf, daß Sie Ihren Weg finden werden.« Ein Krankenhaus, in dem sich die krebskranken Patienten wohl fühlen und in dem sie den Mut finden, den sie brauchen, um der Krankheit ins Auge zu schauen, Konflikte und Auseinandersetzungen anzugehen und ihr Leben eventuell vollkommen zu verändern. Wir können nur hoffen, daß das Krankenhaus der Zukunft so aussehen wird und zu einer wirklichen Heilungsstätte wird!

ANHANG I

**Kenneth R. Pelletier über die Arbeit
Carl Simontons:**

»Die Simontons haben vier Jahre lang mit 159 Patienten gearbeitet, die ›medizinisch unheilbare‹ bösartige Krankheiten und eine durchschnittliche Lebenserwartung von einem Jahr oder weniger hatten. Sie stellten aufgrund ihrer Daten fest, es habe sich erwiesen, daß die durchschnittliche Überlebenszeit dieser Menschen 20,3 Monate betrug. Von 63 Personen, die noch am Leben waren, hatten 22,2 % kein ›Anzeichen von Krankheit‹ und bei 19 % bildeten sich die Tumore zurück. Ihre eindrucksvollen Ergebnisse haben durch die umfassende wissenschaftliche Untersuchung Jeanne Achterbergs und G. Frank Lawliss' vom Health Science Center der University of Texas eine wichtige empirische Bestätigung erfahren. Sie wandten bei 126 Patienten, die sich entschlossen hatten, die Simonton-Methode zu befolgen, eine Reihe psychologischer Tests an, führten Aufzeichnungen über deren Bildersprache durch, ferner strukturierte Interviews und ähnliche Untersuchungen. 90 % dieser Patienten litten unter Krebs mit weit verstreuten Metastasen. Aufgrund ihrer Untersuchung stellten Achterberg und Lawliss fest, daß die psychosozialen Variablen im Hinblick auf Überlebenszeit und Krankheitsverlauf mehr Aussagekraft hatten als die hämatologischen Standarduntersuchungen.«

Aus Kenneth R. Pelletier »Gesund leben – gesund sein. Für eine ganzheitliche Medizin. Was Ärzte und Patienten tun können«, S. 197–198)

ANHANG II

Bibliographie

Benson, H.: The relaxation response. New York, 1975

Brown, B.: New Mind, New Body. New York, 1975

Brown, M.: Die heilende Berührung. Die Methode des direkten Körperkontaktes in der körperorientierten Psychotherapie. Essen, 1985

Brown, M.: Seelische Krankheiten. Essen, 1983

Cannon, W. B.: Wut, Hunger, Angst und Schmerz. Eine Physiologie der Emotionen. München, 1975

Cousins, N.: Der Arzt in uns selbst. Reinbeck, 1981

Crile, G. Jr.: What every woman should know about the breast cancer controversy. New York, 1973

Cullen, J. W., Fox, B. H. & Isom, R. N. (Eds.): Cancer: The behavioural dimensions. New York, 1976

Davis, A.: Jeder kann gesund sein. Berlin, 1978

Davis, A.: Gesund bleiben ein Leben lang. Berlin, 1983

Evans, E.: A psychological study of cancer. New York, 1926

Everson, T. C. & Cole, W. H.: Spontaneous regression of cancer. Philadelphia, 1966

Feild, R.: Das Siegel des Derwisch. Köln, 1985

Feild, R.: Schritte in die Freiheit. Südergellersen, 1984

Feild, R.: Leben um zu heilen. Südergellersen, 1985

Feuerabendt, S.: Lachen heilt Krebs. Eine Anregung zur Vorbeugung und Heilung einer unheilbaren Krankheit. Stuttgart, 1984

Friedlander, M. & Phillips, T. M.: Für ein starkes Immunsystem. Alles über Ihre natürlichen Abwehrkräfte. Berlin, 1987

Gengerelli, J. A. & Kirkner, F. J. (Eds.): Psychological variables in human cancer. Berkeley & Los Angeles, 1954

Gerson, M.: Eine Krebstherapie. Freiburg i. Br., 1960

Glasser, R.: The body is the hero. New York, 1976

Green, E. E. & Green, A. M.: Biofeedback, eine neue Möglichkeit zu heilen. Freiburg i. Br., 1978

Grof, S. & Halifax, J.: Die Begegnung mit dem Tod. Stuttgart, 1980

Hahn, M.: Lebenskrise Krebs. Fachbuch für medizinische Assistenzberufe. Hamburg, 1981

Hill, N.: Denke nach und werde reich. Genf, 1984

Holm-Hadulla, M.: Psychologische Aspekte der Krebserkrankung. Görringen, 1982

Illich, I.: Die Nemesis der Medizin. Von den Grenzen des Gesundheitswesens. Reinbeck, 1981

Jäger, R. et. al.: Psychosoziale Versorgung von Krebskranken in der BRD. Eine Pilotstudie. Marburg, 1984

Jampolsky, G.: Lieben heißt die Angst verlieren. München, 1988

Jampolsky, G.: Die Kunst zu vergeben. Der Schlüssel zum Frieden mit uns selbst und anderen. München, 1987

Jampolsky, G.: Wenn deine Botschaft Liebe ist ... Wie wir einander helfen können, Heilung und inneren Frieden zu finden. München, 1985

Janssen, B.: Unkonventionelle Methoden in der Krebstherapie. Aktuelle Onkologie. München, 1985

Keleman, S.: Lebe dein Sterben. München, 1987 (über ZIST, Richard-Wagner-Str. 9, 8000 München 40)

Kesselring, A.: Was bedeuten Krankheit und Unterstützung für Patienten? Basel, 1987

Kissen, D. M.: Lung cancer, inhalation and personality. In: D. M. Kissen and L. L. LeShan (Eds.) Psychosomatic aspects of neoplastic disease. Philadelphiy, 1963

Kissen, D. M.: Relationship between lung cancer, cigarette smoking, inhalation and personality and psychological factors in lung cancers. British Journal of Medical Psychology, 1964

Knowles, J. H. (Ed.): Doing Better and Feeling Worse. New York, 1977

Kübler-Ross, E.: Befreiung aus der Angst. Stuttgart, 1983

Kübler-Ross, E.: Leben bis wir Abschied nehmen. Stuttgart, 1979

Kübler-Ross, E.: AIDS: Herausforderung zur Menschlichkeit. Stuttgart, 1988

Lermer, S.: Krebs und Psyche. München, o. J.

LeShan, L. L.: Psychotherpaie gegen Krebs. Über die Bedeutung emotionaler Faktoren bei der Entstehung und Heilung von Krebs. Stuttgart, 1982

Locke, S. et. al: Foundations of Psychoneuroimmunology. Berlin, 1985

Lowen, A.: Depression. Unsere Zeitkrankheit, Ursachen und Wege der Heilung. München, 1978

May, R.: Antwort auf die Angst. Frankfurt, o. J.

MacKeowan, T.: Die Bedeutung der Medizin. Traum, Wahn oder Nemesis? Frankfurt, o. J.

Nilsson, L.: Eine Reise in das Innere unseres Körpers. Das Abwehrsystem des menschlichen Organismus. München, 1987

Pelletier, K. R.: Die Neue Medizin. Frankfurt, 1972

Pelletier, K. R.: Gesund Leben, Gesund Sein. Für eine ganzheitliche Medizin. Was Ärzte und Patienten tun können. München, 1983

Riley, V.: Mouse mammary tumors. Alterations of incidence as apparent function of stress. Science, August 1975. 189 S. 465–67

Segal, B.: Love, Medicine and Mirocks. New York, 1986

Selby, J.: Das Immunsystem aktivieren. Selbstheilung in praktischen Übungen. München, 1987

Seligman, M. E. P.: Erlernte Hilflosigkeit. Wien, 1986

Selye, H.: Streß. München, 1988

Selye, H.: Streß, mein Leben. Düsseldorf, 1957

Sheehy, G.: In der Mitte des Lebens. Die Bewältigung vorhersehbarer Krisen. München, 1976

Simonton, O. C. & Simonton, S.: Belief systems and management of the emotional aspects of malignancy. Journal of Transpersonal Psychology, 1975 7 (1), S. 29–47

Simonton, O. C. & Simonton, S. & Achterberg, J.: Stress, psychological factors and cancer. Fort Worth, 1976

Simonton, O. C. & Simonton, S. & Creighton, J.: Wieder gesund werden. Eine Anleitung zur Aktivierung der

Selbstheilungskräfte für Krebspatienten und ihre Angehörigen. Reinbeck, 1982

Sobel, D. (Ed.): Ways of Health. New York, 1979

Tausch, R. & Tausch, A.: Gespräche gegen die Angst. Krankheit, ein Weg zu leben. Reinbeck, 1981

Tausch, R. & Tausch, A.: Wege zu uns. Reinbeck, 1983

Tausch, R. & Tausch, A.: Sanftes Sterben. Was der Tod für das Leben bedeutet. Reinbeck, 1985

Verres, R.: Krebs und Angst. Berlin, 1986

Vetter, G.: Krebs: Krankheit der Seele. Anleitung für Patienten, Angehörige und medizinische Betreuer zur ganzheitlichen Hilfe und Selbsthilfe. Zürich, 1986

Zeitschriften

SIGNAL: Hilfe und Selbsthilfe bei Krebsgefährdung. Seit 1982. Verlag für Medizin Dr. Ewald Fischer, Postfach 10 57 67, 6900 Heidelberg.

Anhang III

Kassetten mit Vorträgen und Imaginationsübungen in englischer Sprache:

Simonton Cancer Center
Tapes and Literature Dept.
P. O. Box 1055
Azle, Texas 76020
Telefon: 001 817 444 4073

Folgende Vorträge von Carl Simonton sind auf Kassette verfügbar:

Nr. 400 Role of Belief in Cancer Therapy. 1985. 4 Kassetten, 45 Dollar.
Nr. 404 Hope, Hopelessness, Purpose and Trust. 1 Kassette, 11 Dollar.
Nr. 500 Healing and Believing. 4 Kassetten, 45 Dollar.
Nr. 900 The Healing Power of Laughter. 1983. 1 Kassette, 11 Dollar.

Übungen und Meditationen:

Nr. 312 O. Carl Simonton: »Relaxation and Mental Imagery as Applies to Cancer Therapy.« 11 Dollar.
Nr. 311 Stephanie Matthews-Simonton: »Relaxation and Mental Imagery for Creating a Balanced Lifestyle.« 11 Dollar.
Nr. 800 O. Carl Simonton: »Relaxation of Mental Imagery as Applied to General Health Improvement.« 11 Dollar.
Nr. 950 Don G. Campbell & Victor R. Beasley: »Symphony of the Inner Self.« 11 Dollar.
Nr. 101–5 Darby Long: Creative Imagery Meditations. 5 Kassetten. 55 Dollar.
Nr. 202 Early Life Decision. 11 Dollar.

Kassetten mit Vorträgen und Übungen in deutscher Sprache:

Dem schon erwähnten Buch O. Carl Simontons »Wieder gesund werden« (Rowohlt DM 38,–) ist eine Kassette mit »Übungen zur Entspannung und Visualisierung nach der Simonton-Methode« beigefügt.

Über die Beratungstelle der Psycho-Somatischen Initiative in ZIST-München, Richard-Wagner-Straße 9, 8000 München 2, Telefon: 089/526463 Di. und Do. 9–10.00 Uhr und Mi. 14–17.00 Uhr sind folgende Kassetten erhältlich:

Wolf Büntig: Angst vor dem Sterben – Angst vor dem Leben (Vortrag) DM 20,–
Wolf Büntig: Die Alte Person (Übung) DM 15,–
Wolf Büntig: Der Lauf des Wassers – Sterben (Übung) DM 15,–
Wolf Büntig: (Loslassen) Ausweglosigkeit (Übung) DM 10,–
Bert Hellinger: Schuld und Unschuld aus systemischer Sicht (Vortrag) DM 20,–
Bert Hellinger: Geschichten, die heilen (Vortrag) DM 20,–
Peter Schellenbaum: Das Nein in der Liebe (Vortrag) DM 20,–

ANHANG VI

Adressenanhang

USA

The Simonton Cancer Center
875 Via de la paz, Suite C
Pacific Palisades
California, 90272
Telefon: 001 213 459 4434

The Hematology-Oncology Medical Group of Orange County Inc.
18102 Irvine Boulevard
Tustin, California, 92680
Telefon: 001 714 838 8151

Gerald Jampolski:
The Center for Attitudinal Healing
19 Main Street
Tiburon, California 94920
Telefon: 001 415 435 5022

BRD

Beratungsstelle der Arbeiterwohlfahrt für Krebskranke und Angehörige
Posthornstraße 30
3000 Hannover 91
Telefon: 05 11/47 15 85
Sprechzeiten: Mo. 10–13 Uhr, Mi. 16–18 Uhr
Zusammenarbeit mit Selbsthilfegruppen; Einzelgespräche mit Erkrankten oder Angehörigen sowie Gruppen- oder Paargespräche (personenzentrierte Gesprächsführung nach Rogers); auf Wunsch Körperentspannungsübungen (nach Simonton). Kostenfrei.

Beratungsstelle der Arbeiterwohlfahrt für Krebskranke und Angehörige
Rote Straße 34
3400 Göttingen
Telefon: 0551/44336 oder 47197
Sprechzeiten: Mo.–Do. 10–12 Uhr, Mo. 18–19 Uhr
Zusammenarbeit mit Selbsthilfegruppen; Gesprächskreise von Betroffenen; Beratung von Krebspatienten; Einzel- und Gruppengespräche sowie Entspannungstherapie nach Simonton werden angeboten. Inanspruchnahme von Hilfen kostenfrei.

Beratungsstelle der Arbeiterwohlfahrt für Krebskranke und Angehörige
Marktstraße 38
4800 Bielefeld
Telefon: 0521/580247
Sprechzeiten: Mo. 10–13 Uhr, Do. 15–17 Uhr und nach telef. Vereinbarung
Zusammenarbeit mit Selbsthilfegruppen; Beratung von Krebspatienten und Angehörigen; Simontongruppen; Selbsterfahrungsgruppen; Einzel- und Gruppengespräche; spezielle Therapieform; Bioenergetik. Beratung in allen die Sozialarbeit und Fragen der gesunden Lebensführung betreffenden Fragestellungen. Inanspruchnahme der Hilfen kostenfrei.

Beratungsstelle der Selbsthilfegruppe für Krebsbetroffene e. V.
Annastraße 27
4630 Bochum
Telefon: 0234/681020
Sprechzeiten: Mo. und Di. 10–12 Uhr, Do. und Fr. 15–17 Uhr.
Geöffnet tägl. 9–12 Uhr
Zusammenarbeit mit Selbsthilfegruppen; Beratung von Krebspatienten und deren Angehörigen. Gespräckskreise von Betroffenen allgemeiner Art. Einzel- und Gruppengespräche sowie Entspannungsübungen nach Simonton und Bioenergetik werden angeboten. Kostenfrei.

CIRCIDIAN – Institut für Systemische Körperintegration
Kristina Brode-Weiand
Im Hilgersfeld 60
5060 Bergisch-Gladbach 1
Telefon: 022 04/635 95
– psychologische Beratung
– Simonton-Training
– für ambulante Patienten erreichbar
– vermittelt weitere Therapieangebote in der Umgebung

dapo – Deutsche Arbeitsgemeinschaft für Psychoonkologie e. V.
Geschäftsstelle:
Stiftung Linerhaus Celle
Alte Dorfstraße 1
3100 Celle
Telefon: 051 41/863 93
Die dapo wurde 1983 gegründet und versteht sich als
»Forum zum Erfahrungsaustausch für alle Berufe, die in
unmittelbarem Umgang mit Krebspatienten stehen und
den psychosozialen/psychosomatischen Aspekt der ge-
samtmedizinischen Versorgung von Krebspatienten bear-
beiten.
*... sie koordiniert Einzelinitiativen, vermittelt Therapie- und In-
stitutionsberatung und gibt gutachterliche Stellungnahmen ab.*
Sie setzt sich kritisch mit der bestehenden Praxis in ent-
sprechenden Institutionen auseinander und unterstützt
die erfahrungsorientierte, wissenschaftliche Entwicklung,
Überprüfung und Verbesserung der psychosozialen Betreuung von Krebspatienten.

Deutsche Krebshilfe e. V.
Informations- und Beratungsdienst
Thomas-Mann-Straße 40
5300 Bonn 1
Telefon: Montags bis Freitags 9.00 bis 18.00 Uhr 02 28/
729 90–72
»Der Dienst verfügt über ein umfangreiches Archiv, das
ständig auf dem neuesten Stand gehalten wird. Das Archiv enthält Informationen über die medizinischen Grund-

lagen zu den einzelnen Erkrankungen, Erläuterungen über die Diagnostik, Therapie, Nachsorge sowie weiterführende Literatur (medizinisch, psychosozial) und wichtige Adressen.

Neben der reinen Information bietet der Dienst auch Beratung zu sozialrechtlichen Fragen sowie bei psychologischen Problemen (zum Beispiel familiäre Schwierigkeiten und Partnerprobleme infolge der Erkrankung) an. Informationen über (lokale) Beratungsstellen und Selbsthilfegruppen.«

Die Beratung ist kostenfrei.

Ulla Heist, Diplompädagogin
Weingartner Straße 11
7962 Wolfegg/Allgäu
Telefon: 075 27/53 06
Kurse werden für Krebsbetroffene (auch Angehörige) gehalten, mit der Themenreihe:
1. Die Krankheit und was damit verbunden ist
2. Mit dem Körper per Du werden
3. Was der Krebs gibt, was der Krebs nimmt
4. Wie der Krebs entsteht
5. Was will ich ändern?
6. Das Stärken der Gesundheitskräfte
7. Mein geheimer Lebenstraum
8. Was hindert mich?
9. Wenn die Krankheit wiederkommt ...

KID – Der KrebsInformationsDienst am Deutschen Krebsforschungszentrum
Im Neuenheimer Feld 280
6900 Heidelberg 1
Telefon: Montags bis Freitags 7.00 bis 20.00 Uhr 06221/41 01 21
KID wird getragen vom Deutschen Krebsforschungszentrum und dem Tumorzentrum Heidelberg/Mannheim und hat seine Büros im Deutschen Krebsforschungszentrum und damit Zugang zu den Informationen der Fachkräfte und der Krebs-Spezialbibliothek.

KID verfügt über aktuelle Informationen zu Fragen der Krebsursachen, Krebsentstehung, Krebsverhütung, Krebserkennung, Krebsbehandlung und Krebsnachsorge. Ferner verfügt er über zweitausend Adressen für Krebspatienten und Angehörige – unter anderem von Therapeuten und Institutionen, die mit der SIMONTON-Methode arbeiten oder sie in ihre Arbeit integriert haben.

KID besteht seit 1985 und seine Ziele sind:

1. »Bereitstellung eines schnellen Zugangs zu aktuellen Informationen über Krebs und zu Adressen krebsbezogener Institutionen.

2. Unterstützung bei möglichen Maßnahmen des Anrufers und bei der Krankheitsbewältigung durch Information.

3. Abbau von Informationsdefiziten sowie von Vorurteilen über Krebs.

Die Grenzen der Tätigkeit liegen dort, wo eine medizinische Einzelfallberatung erforderlich ist ...

KID erteilt keinen Rat und äußert keine eigene Meinung, sondern vermittelt durchaus ein Bild kontrovers diskutierter Sachverhalte, immer aber unter Berücksichtigung der aktuellen wissenschaftlichen Erkenntnisse.«

Nachgehende Krankenfürsorge Bezirksamt Neukölln von Berlin
Buschkrugallee 23
1000 Berlin 47
Telefon: 030/6809–3421/2
Sprechzeiten: Di. 13–15 Uhr, Do. 13–16 Uhr und nach Vereinbarung

Zusammenarbeit mit Selbsthilfe Krebs; Beratung von Krebspatienten; Gesprächskreise allgemeiner Art von Betroffenen bestehen; Einzel- und Gruppengespräche werden angeboten, spezielle Therapieformen wie das SIMONTON-Programm werden durchgeführt. Inanspruchnahme der Hilfen kostenfrei.

*Psychosoziale Krebsnachsorge des Deutschen Roten Kreuzes –
Kreisverband Gelsenkirchen*
Im Sundern 15
4650 Gelsenkirchen
Telefon: 0209/81011
Sprechzeiten: Mo. und Do. 10–12 Uhr und Mi. 9.30–11.30
Uhr
Zusammenarbeit mit dem Kontaktkreis für Krebskranke
und Gesunde e. V., Gelsenkirchen; Beratung von Krebspatienten (und Angehörigen); Gesprächskreise; Einzel- und
nach Bedarf auch Gruppengespräche werden angeboten;
spezielle Therapieformen: autogenes Training, jacobsen-
Entspannung, psychodramatische Elemente, Gesprächstherapie, Elemente aus dem Simonton-Programm. Informationen. Inanspruchnahme der Hilfen kostenfrei.

*PSO – Arbeitsgemeinschaft für Psychoonkologie in der Deut-
schen Krebsgesellschaft e. V.*
Geschäftsführer RA A. Gröpper
Theodor-Stern-Kai 7
6000 Frankfurt/Main 70
»Auch die Deutsche Krebsgesellschaft als Dachorganisa-
tion aller onkologisch wissenschaftlicher Aktivitäten öffnet sich zunehmend psychoonkologischer Fragestellungen ... während des 19. Deutschen Krebskongresses in
Frankfurt, der die ›Lebensqualität‹ von Krebspatienten
zum Leitthema hatte, die Arbeitsgemeinschaft für Psychoonkologie (PSO) gegründet wurde ...
Die Hauptanliegen der PSO sind die Integration psychoso-
zialer und organmedizinischer Aspekte, die Koordination
verschiedener psychoonkologischer Arbeitsgruppen und
die Repräsentation nationaler und internationaler psychoonkologischer Fachgesellschaften in der Deutschen
Krebsgesellschaft.«

Psychosomatische Initiative ZIST e. V.
Richard-Wagner-Straße 9
8000 München
Telefon: 089/526463

Sprechzeiten: Di. 9.00–10.00 Uhr, Mi. 14.00–17.00 Uhr
und Do. 9.00–10.00 Uhr
Mitarbeiter: Dr. Wolf Büntig, Arzt, Psychotherapeut
Heide Henkel, Dipl. Soz., Krankengymnastin
Roswitha Eibl-Eibesfeldt, Dr. Phil., Psychologin
»Die Psycho-Somatische Initiative dient der Lebenshilfe
für Kranke und deren Angehörige, der Fortbildung für
Fachkräfte und der klinischen Forschung auf dem Gebiet
der psychosomatischen Therapie.
Kranke, vor allem Krebskranke finden bei uns Informa-
tion, Beratung, Anleitung und Unterstützung in der
Frage, wie sie sich sinnvoll mit ihrer Krankheit auseinan-
dersetzen und wie sie den weiteren Verlauf ihres Lebens
mitgestalten können. Wir gehen davon aus, daß hier seeli-
sche und körperliche Faktoren zusammenspielen. Durch
Aktivierung der natürlichen Selbstheilungskräfte und die
Entfaltung eines persönlichen Lebens wird die medizini-
sche Behandlung unterstützt.
Entspannungs- und Visualisierungsübungen nach der SI-
MONTON-Methode zur Mobilisierung der inneren Kräfte
und zur Stärkung des Abwehrsystems.
Atem-, Bewegungs- und Körperübungen
Aktive Auseinandersetzung mit der Krankheit, dem
Leben und dem Sterben
Umgang mit Schmerzen
Entwicklung von Lebenszielen
Umgang mit Gefühlen wie Wut, Trauer, Angst, Freude,
Liebe, Lust ...
Entfaltung des persönlichen Ausdrucks durch Förderung
der Kreativität im Spiel und im Gestalten mit Farben und
Ton«
Bietet Einzelberatungen, Gruppen, Informationsveran-
staltungen und Fortbildungen an.

Regenbogenzentrum
Zentrum für Menschen mit lebensbedrohenden oder lebenseinschränkenden Krankheiten e. V.
Frau Karin Fürsich
Ammerseestraße 18
8208 Kolbermoor
Telefon: 08031/94804
Wir wollen in Gruppen oder Einzelgesprächen dem Patienten helfen:
– sich über seine Krankheit zu informieren
– seine Krankheit anzunehmen
– seine Einsamkeit zu überwinden
– Körper und Geist als eine Einheit zu betrachten
– Schuld- und Angstgefühle loszulassen
– Selbstverantwortung für den Genesungsprozeß zu übernehmen
– sich als wertvoll und liebenswert zu erfahren
– aufzuhören, über sich selbst und andere zu urteilen
– auf seine »innere Stimme« zu hören
– seinen eigenen Weg zu finden
bietet auch relevante Kurse »Gesund an Leib und Seele« in Zusammenarbeit mit dem

Bildungswerk Rosenheim
Pettenkoferstraße 5
8200 Rosenheim
Telefon: 08031/34001

Tumornachsorge in den Städtischen Kliniken Kalkweg
4100 Duisburg
Telefon: 0203/733(1)275
Für stationäre und ambulante Patienten.
Zusatzangebot: Gesundheitstraining für alle Patienten des Duisburger Raumes nach Simonton.

BIOGRAPHIE

Dr. O. CARL SIMONTON

Dr. Simonton erwarb seinen Titel als Arzt an der University of Oregon Medical School. Nach der erforderlichen Zeit als Assistenzarzt spezialisierte er sich auf Strahlenonkologie. Während dieser drei Jahre entwickelte Simonton ein Modell für emotionale Unterstützung und Beratung bei der Behandlung von Krebspatienten. Als Chefarzt in der Abteilung für Strahlentherapie am Luftwaffenhospital hat er dieses Modell mit der Unterstützung der Psychiatrischen Abteilung erprobt. 1973 wurde das Programm vom Amt des Generalstabsarztes gebilligt und hat seit dieser Zeit sowohl nationale als auch internationale Aufmerksamkeit erregt.

Als Gründungsmitglied von Oncology Associates arbeitete Dr. Simonton in privater Praxis in Texas, wo er diese Ansätze in seiner Behandlung von Krebspatienten anwendete.

Heute praktiziert Dr. Simonton psychosoziale Medizin sowohl in Pacific Palisades als auch in Orange County, wo er sein erfolgreiches Programm weiterentwickelt und verbessert.

Dr. Simonton ist Mitautor von »Wieder gesund werden« und »Streß, psychological factors and cancer« sowie von zahlreichen Beiträgen für Fachzeitschriften. Er hält häufig Vorträge an Universitäten, für Ärzte und andere Menschen aus den heilenden Berufen.

ANITA BACHMANN

Anita Bachmann, Herausgeberin dieses Buches, ist 1948 in England geboren und aufgewachsen. Sie studierte Sprachen an den Universitäten in Straßburg und Heidelberg und ist langjährige Mitarbeiterin am Institut für Interkulturelle Forschung. Seit 1974 beschäftigt sie sich intensiv mit Therapien und Methoden der Humanistischen Psychologie. Aufgrund dieser Erfahrungen folgte eine berufliche Umorientierung. Von 1980 bis 1985 war sie als Leiterin von Selbsterfahrungsgruppen an verschiedenen bayerischen Volkshochschulen und am Therapiezentrum Coloman tätig. Anita Bachmann lebt mit ihrer Familie in Oberbayern.

Register

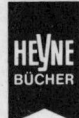
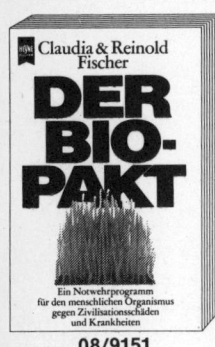
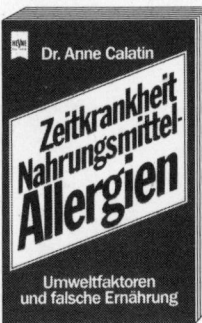
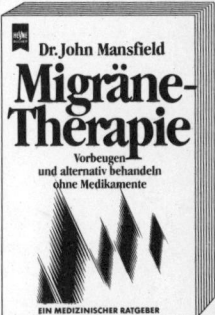
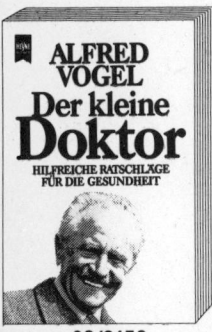
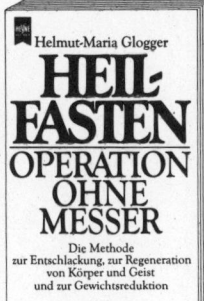
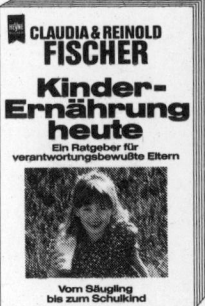

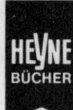